常见病自疗历代名方选编

高雨田　高中山　编著

中国科学技术出版社
·北京·

图书在版编目（CIP）数据

常见病自疗历代名方选编 / 高雨田，高中山编著 . -- 北京：中国
科学技术出版社，2018.8

ISBN 978-7-5046-8005-1

Ⅰ. ①常… Ⅱ. ①高…②高… Ⅲ. ①常见病－验方－汇编Ⅵ. ① R289.5

中国版本图书馆 CIP 数据核字 (2018) 第 070312 号

策划编辑	崔晓荣
责任编辑	崔晓荣　高 磊
装帧设计	胜杰文化
责任校对	杨京华
责任印制	马宇晨

出　　版	中国科学技术出版社
发　　行	中国科学技术出版社发行部
地　　址	北京市海淀区中关村南大街 16 号
邮　　编	100081
发行电话	010-62173865
传　　真	010-62173081
网　　址	http://www.cspbooks.com.cn

开　　本	720 mm×1000mm　1/16
字　　数	290 千字
印　　张	21.75
版　　次	2018 年 8 月第 1 版
印　　次	2018 年 8 月第 1 次印刷
印　　刷	北京盛通印刷股份有限公司
书　　号	ISBN 978-7-5046-8005-1/R・2240
定　　价	48.00 元

（凡购买本社图书，如有缺页、倒页、脱页者，本社发行部负责调换）

前　言

　　笔者是一名普通医生，曾经在乡村做赤脚医生，每当看到百姓有病得不到及时治疗的时候，感到很是痛心。每当笔者把疗效好的古方、验方、秘方传授给他们的时候，他们个个都如获至宝。于是笔者就暗下决心，一定要编写一本以秘方、偏方、古方为主要内容的小册子，来满足他们的需求。而且要让他们看得懂、用得上，不用花钱可以治小病，少花钱就可以治大病。经过30多年的努力，我从历代中医典籍中，收集了大量的资料，终于集成了《常见病自疗历代名方选编》一书。

　　为了方便读者阅读，本书把一些专用的医学病名改为患者熟悉的通俗病名；为了同样的目的，对常见病的诊断也采用了以体征为依据的识证方法，因为在普通民众家里，既没有实验室、放射科，也没有任何辅助的检查设备。

　　选进本书的偏方、古方和秘方，遵循六条严格的标准。一是不花钱或少花钱；二是效果可靠；三是药物易得；四是药物味数少，使用方便；五是辨证论治；六是大部分药物在房前屋后、田间地头等处就可以找到，如蔬菜、水果、鱼肉、粮食，或是植物的根、茎、花、叶等。

　　非药物疗法不用吃药，花钱少，疗效又确定。书中收录的诸多非药物疗法有一部分是学术交流所得，但也都是经过实践验证过的。还有本书收录的未标出处的偏方，是笔者采集于民间流传上百年经验方和祖传言，也请读者根据病情谨慎选用。

本书根据中医学药食同源的理论，将食物的各种营养成分与四气五味、将养生保健与调理伤病结合起来，饮食营养疗法的辅助治疗效果必然得到进一步增强。

西医疗法不但花费高，而且在家中，尤其是在农家使用起来很不方便，与本书的宗旨又不太符合，原本不想写进本书。但是，又想到许多人都不同程度地要接触到它，故只把它当作辅助内容加以介绍。

本书以"历代自疗名方"为主体，"非药物疗法"次之，"营养与饮食疗法"再次之，"西医疗法"为辅。以上各种疗法对常见小伤病都有可靠疗效。倘若把这几种疗法综合起来运用，就会得到更为理想的效果。

由于本书以实用为宗旨，因此有关生理、病理、病因、流行病学、生化、检验等内容写得较少，着重对常见小伤病的各种治疗方法和预防措施作了大量的详细介绍，使本书既适合城乡百姓防治小伤病实地应用，也适合基层医师阅读参考。

编者

目 录

第一章　胃肠道疾病

第四章　泌尿与生殖系统疾病

第五章　五官科疾病

第六章 外科疾病

第十一章　儿科常见疾病

第十二章　妇科常见疾病

第一章

胃肠道疾病

一、阴虚型便秘

（一）疾病特点简介

中医学认为，阴虚内热，津液不足，可引起大便秘结。中老年人发病较多。除了大便干结之外，还有五心烦热、怕热喜冷、午后潮热、盗汗消瘦、口干、脉细快等症状。

（二）治疗

1. 历代自疗简便名方

（1）牛黄研成细末，每次服1克。大便见稀，立即停药（《本草纲目》）。

（2）麦冬、黄连各等份，研成细面，每次服12克（《本草纲目》）。

（3）新鲜羊蹄根，每次30克，用水煮15分钟，滗出药汁一次服用，大便见稀，立刻停药（《圣惠方》）。

（4）用芝麻或黑芝麻做粥食，治疗虚热性便秘；或每日饮香油30克（《本草纲目》）。

（5）海蛤、螺蛳、食盐、当归、大黄、牛乳、驴乳、酥酪、猪油等都有不同程度的生津增液，缓解便秘的作用，都可以用来治疗便秘（《本草纲目》）。

（6）食盐30克，用50°白酒把食盐面调成糊，外敷肚脐上，外加盖布块固定，此法可以常用（《家藏方》）。

（7）皂矾3克，巴豆2克，二药混合制成粉面；鸡蛋1个，在一端凿开一个小孔，把混合药粉塞入蛋内，搅匀后，用白纸贴封小孔，用7层湿纸包裹之后，再用火煨熟鸡蛋；最后，去掉纸灰与蛋壳，用50毫升米酒送服，1日2次（《集玄方》）。

（8）当归60克，白芷60克，二药混合制成粉面，每次4克，用米汤送服（《圣济总录》）。

2. 非药物疗法

（1）拍打法治疗大便干燥。双掌拍打小腹及后腰部，每次拍打200～300次。

（2）把肥皂切成约5厘米，铅笔粗的长条，放在热水中浸泡1～2分钟后插入肛门，稍过一会儿，大便自会排出。

（3）马桶上做运动助排便，坐在马桶上，先做细、匀、长呼吸30次，然后开始做功。第一法，上身前俯，最好前胸触膝；然后抬起上身再向后仰，仰到最大限度，前后各做100次；第二法，左右扭腰，各扭转100次；第三法，上身向左及向右各倾斜100次，倾斜度尽量大些。

（4）用手掌从左上腹向下推，每次推200下。

3. 西医疗法简介

（1）硫酸镁每次15～20克，加水300毫升，一次口服。

（2）酚酞每次50～200毫克，一次口服。

（3）甘油每千克体重1克，顿服。

（4）开塞露每次10～20毫升，注入肛内。

4. 营养与饮食疗法

（1）增加维生素 B_1、烟酸、维生素 B_6 的摄入量。

（2）每天吃500克左右偏凉性水果和蔬菜，如梨、甜瓜、西瓜、黄瓜、茄子、芹菜、菠菜等。

（3）多吃一些小米、荞面、大麦、马齿苋、百合、杏仁、大枣、竹笋、甘蔗、桃仁等，都有不同程度的润燥软便作用。

（4）用牛奶煮燕麦粥，天天早晨喝，有治疗便秘作用。

5. 禁忌与注意事项

（1）忌吃一切辛辣食物。

（2）少吃或不吃牛肉、羊肉、鸡肉、狗肉等热性肉类。

二、脾虚

（一）疾病特点简介

此病主要表现为：不敢吃寒凉之类食物，如吃寒凉之类食物，则会引发腹痛、腹泻或胃内烧灼感（即俗称的烧心或酸心）。除此之外，还有胃脘部胀痛、喜热喜按、倦怠无力、四肢不温、小便清长、脉慢无力等症状。

（二）治疗

1. 历代自疗简便名方

（1）稻米、豆豉、食盐各适量，与狗肉250克同煮饭吃，连吃两顿。因为此病常与肾阳不足有关。这种饮食既补肾阳，又有驱寒作用，治疗此病效果不错（《本草纲目》）。

（2）附子、肉桂各1.5克，每日用开水浸泡，当茶饮用，水量2500～3000毫升（《奇效良方》）。

（3）中药材及食物，如豆蔻、高良姜、干姜、胡椒、韭菜、糯米、白酒、益智仁、丁香等，都有治疗脾胃虚寒的作用（《本草纲目》）。

（4）胡椒60克，制成粉面，每次吃1克，用温开水送服，每日2次，治胃寒（《孟诜食疗》）。

（5）附子150克，干姜150克，用4000毫升白酒浸泡4日后，每次饮药酒60毫升，每日5次，治胃寒（《卫生家宝方》）。

（6）治疗脾胃虚寒的药材与食材很多，如附子、草豆蔻、高良姜、山姜、益智仁、荜茇、肉豆蔻、干姜、生姜、蒜、韭、薤、芥、芜青、糯米、秫、白酒、胡椒、毕澄茄、秦椒、蜀椒、吴茱萸、丁香、桂皮等（《本草纲目·脾胃·虚寒》）。

（7）治疗阳虚类慢性消化不良的药材很多，仅《本草纲目·脾胃·食滞》中就有许多记载，如香附、三棱、木香、红豆蔻、水苏、肉豆蔻、草果、大麦、豆黄、黄曲、神曲、蘖米、麦蘖、醋、酒、蒜、葱、香菜、白菜、萝卜、芜青、姜、橘皮（煎水代茶）、青皮（与醋、酒、水煎服）、柑皮、橙皮、柚皮、木瓜、苹果、槟榔、大腹皮、蜀椒、胡椒、巴豆（用于吃生冷硬物）等，对阳气不足类的消化障碍都有治疗作用。以上各种药材用量6～15克。

（8）用于治疗因劳倦而导致脾虚（其特点为：困乏懒言，动则气短，自汗，不安等）的药：《本草纲目》认为，如下药材都有治疗因劳倦而致的脾阳虚作用，如人参（煎成膏汤用）、黄芪（以多汗为主的劳倦伤脾）、白术（熬膏汤用良）、苍术（主治湿性脾虚，熬膏汤用良）、升麻、石斛、使君子、木香、甘松香、藿香、白豆蔻、紫苏、石耳、茼蒿、荠菜、胡萝卜、芋头、山药、鸡胗、胡麻、大麦、糯米、籼米、高粱米、炒黑豆、白豆、豌豆、蚕豆、扁豆、橘皮、木瓜、无花果、芡实、厚朴、蚕蛹等。以上各种药材用量6～15克。

2. 非药物疗法

（1）拍打疗法：每日早晚饭前，用空掌拍打胃脘部位和与胃部水平位脊柱两侧，每次拍200下，早晚各1次。

（2）掌熨法：入睡时，把手掌放在胃部，手心向内。

（3）捋法：先用热酒，搽热胃部皮肤，然后从剑突向下，用双掌推揉，直到把皮肤推至发红为止，此法如掌握恰当，效果极好，常常1～2次就能使初患此病者痊愈。

（4）拔火罐：在胃脘部及与胃水平线的脊柱两侧拔罐，效果很好。

（5）养生保健法：平时生活要多注意保暖，避免潮湿与寒凉，出汗时不可蹚水。初夏和秋初，一不可坐湿地，二不要坐卧草地；在冬天不要坐石头。

（6）其他方法：用 65％ ~ 75％酒精浸泡适量附子、肉桂（酒精与药基本达到饱和而成药酒）。滗出药酒，浸泡背心，晾（烤）干后再穿上，两天换一次浸药酒的背心。

3．营养与饮食疗法

（1）要多吃温性食物，如牛肉、羊肉、鸡肉、狗肉等，豆角、蒜薹、香菜、辣椒、荔枝、桂圆、白面、糯米等。

（2）增加钙与钾的摄入量。

（3）用浸附子水（3 克附子加水浸出 500 毫升水）做粥喝，可治胃寒。

4．禁忌与注意事项

（1）不吃或少吃寒凉类食物，如菠菜、芹菜、土豆、茄子、黄瓜、甜瓜、西瓜、梨、小米、荞麦面等。

（2）不吃冰制品，不吃冰箱冷藏的食物。

（3）这类患者平时汗多，在出汗后，避免着凉或风吹。

三、便血的防治

（一）疾病特点简介

　　从肛门排出的血，颜色暗红或鲜红是结肠、直肠或肛门的血；小肠、胃及食管等部位出血，是黑紫色或黑色。消化道肿瘤、痔疮、炎症、溃疡、梗阻、血液病及维生素 K 缺乏，都可能引起便血。发生便血时，在没有条件送医院的情况下，做救急处理，一旦有条件时应及时送医院治疗。

（二）治疗

1. 历代自疗简便名方

　　（1）头发烧成灰，每次服 10 克（《本草纲目》）。

　　（2）三七研成细面，每次用白酒送服 6 克，2 ~ 3 次可痊愈（《本草纲目》）。

　　（3）每次服白芷粉末 6 克，用米汤送下（《本草纲目》）。

　　（4）鲜地黄汁 180 毫升，煮沸 5 分钟时，加入牛皮胶 30 克再煮，待牛皮胶煮化时，分 3 次喝下（《圣惠方》）。

　　（5）生地榆 30 克、鼠尾草各 30 克，加水 600 毫升，煮剩 300 毫升，滤出药汁分 2 次服（《肘后方》）。

（6）豆腐渣 3 份，红糖 1 份。用油将豆腐渣炸脆，研成面，拌红糖，每次吃 15 克，治疗长期少量出血（《本草纲目》）。

（7）将 100 克香菜，放在 100 克猪大肠里缝好煮熟后，除去香菜，只吃大肠，每天吃 1 次（《本草纲目》）。

（8）三七细末 3 克，藕汁 1 小杯，鸡蛋 1 个，加上油盐，做鸡蛋羹吃（《本草纲目》）。

2. 非药物疗法

（1）每晚睡觉时，把手捂在右下腹部。

（2）如果肛门有炎症，突然疼痛难忍，马上到厕所去虚蹲 15 ~ 20 分钟（如果用马桶就坐在马桶上 15 ~ 20 分钟），"疼痛即可停止"。

3. 西医疗法简介

安络血肌内注射，每次 5 ~ 10 毫克，或口服片剂，每次 5 毫克，每日 2 ~ 3 次。

4. 营养与饮食疗法

（1）要吃稀软等容易消化的食品。

（2）多吃含钙量高的食物，如乳制品、豆制品、花生、核桃等。

（3）多吃含铁量高的食物，如菠菜、海带、南瓜子、豌豆、燕麦片、芝麻等。

（4）如果肠道长期便血，应当从饮食中全面加强营养。

5. 禁忌与注意事项

（1）经常便血不可大意，应当及时到医院检查治疗。

（2）忌吃各种辛辣食物及一切对消化道有刺激的食物。

四、腹泻引起的食欲缺乏

（一）疾病特点简介

　　腹泻的原因较多，如细菌感染所致的结肠炎、霍乱、痢疾，也有非细菌感染之类腹泻，如食物中毒、食物过敏等，在这些疾病中后期常发生不思饮食问题。

（二）治疗

1. 历代自疗简便名方

　　（1）大田螺2个，捣烂，加入麝香1克。混揉成饼，用锅烘热后贴在肚脐部位，4～5个小时，热气下行，便思饮食（《田溪方》）。

　　（2）腊肉，用火煨热后吃，主治过敏性结肠炎（《本草纲目》）。

　　（3）苍术12克，黄芩6克，桂心3克，用水煮，去药渣，服药汁，治因受湿而腹泻不止，不思饮食（《本草纲目》）。

　　（4）如果吃进的食物还未被消化就排出来了，用薏苡仁30克，栀子9克，加水煮40分钟，分2次服药汁，1日服完（《本草纲目》）。

　　（5）附子3克，肉豆蔻9克，用水煮30分钟，除去药渣，分2次服药汁，1日服完，治寒泻（《本草纲目》）。

　　（6）治疗湿性腹泻的药材还有白术、黄连、黄柏、茯苓等（《本草纲目》）。

　　（7）草豆蔻、附子、草乌头、干姜、枯矾等，治疗寒性腹泻引起的食欲缺乏症，这些药的平常用量为 3 ~ 12 克（《本草纲目》）。

（8）麦芽 30 克，一次煎服，治疗消化不良引起的腹泻（《本草纲目》）。

（9）用炒神曲、炒苍术，等量，制成末，用面糊制成梧桐子大丸，每次 50 丸，温水送下，怕凉者加少量姜粉制丸，治疗痞满腹泻（《肘后百一方》）。

2. 非药物疗法

推揉止泻：用手掌逆时针，沿着结肠走向向上推揉；首先从左下腹向左上腹推揉；推到左肋缘时，再向右肋缘推揉；推到右肋缘时，再向右下腹推揉；推到右下腹时，再向中下腹推揉；然后向下虚推。在推揉前，先把左下腹搓热，再行推揉活动。每次推揉 50 下。推揉几次，就会减轻；慢性病，推揉几个月，就可以止泻和增进饮食。

3. 西医疗法简介

（1）维生素 B_1 口服，每次 10 ~ 30 毫克，每日 3 次；干酵母口服，每次 0.5 ~ 4 克，每日 3 次。

（2）胰酶口服，每次 0.3 ~ 1 克，每日 3 次；蛋白酶口服，每次 0.2 ~ 0.4 克，每日 3 次。

4. 营养及饮食疗法

（1）吃煮烂的萝卜和萝卜籽。

（2）吃鸡内金（鸡胃内壁的薄膜），助消化效果极好。

（3）用炒过的薏苡仁煮粥喝，治疗湿热性腹泻及消化不良。

（4）把小米轻炒一下，做小米粥喝，治疗湿热性腹泻。

（5）长期腹泻的人，要吃高蛋白、高维生素、高微量元素的饮食，一方面防止因为营养丢失而引发的营养缺乏性疾病；同时也能增强抗病能力。

5. 禁忌与注意事项

（1）忌吃辛辣等一切对胃肠道有刺激的食物。

（2）忌吃生、冷、硬等不好消化的食物。

五、吞酸嘈杂

（一）疾病特点简介

　　胃、十二指肠及贲门疾病与过度饮食都可能引发胃酸分泌增多，或是胃酸反流到食管，而引起胃及下食管灼热感。

（二）治疗

1. 历代自疗简便名方

　　（1）厚朴 100 克，制成细面，每次吃 4 克，每日 2 次，治吐酸水（《本草纲目》）。

　　（2）核桃仁、人参片与生姜各 4 克，同时嚼烂，吞咽下去（《本草纲目》）。

　　（3）吴茱萸研成细末，每次用米汤送服 9 克，或每次用水煮吴茱萸 12 克，去药渣，服药汁。有人用此法治胃阳不足性胃酸过多症，20 年未犯（《本草纲目》）。

　　（4）苍术 240 克，制成细末，每次 6 克，用米汤送服，每日 2 次，生效后，仍需继续吃 1 个月（《本草纲目》）。

　　（5）槟榔 100 克，橘皮 100 克，混合制成细面，每次 4 克，每日 2 次，治吐酸生效后，仍需继续吃 1 个月（《梅师方》）。

　　（6）人参 30 克，制成粉面，每次吃 2 克，每日 2 次，治妊娠吐酸（《和济局方》）。

　　（7）苍术、香附、黄连、缩砂仁、半夏、鸡苏（生食）、旋覆花、萝卜（生吃）、米醋、神曲、麦蘗、橘皮、木瓜、山楂、核桃（与干姜同嚼吃）、槟榔（同橘皮末服）、大腹皮（同疏气药、盐、姜同煎服）、厚朴（温胃气）、樟木（宿食不消，常吐酸水，煎服）、皂角子心（嚼食，治腹满、气短、恶心吞酸）、栀子、蚬壳等治疗痰食吞酸嘈杂，以上药材煎剂日常用量 6 ～ 15 克（《本草纲目》）。

（8）人参（消胸中酸水，妊娠吐酸水、不能饮食，同干姜研末制丸服）、柴胡、升麻、葛根（治胃弱伤冷，郁遏阳气吞酸）、荜茇（治胃冷吐酸，胃连脐痛，同厚朴末、鲫鱼肉丸服）、姜、草豆蔻、益智仁、高良姜、吴茱萸（醋心重者，煎服）治疗因阳气不足而导致吞酸嘈杂。以上提到的药材，煎服常用量 4 ～ 12 克。制末，口服一次量 3 ～ 6 克（《本草纲目》）。

2. 非药物疗法

（1）用五指在胃脘部顺时针揉画，每次 50 ～ 100 圈，大多数画几天症状便消失了。

（2）经常胃酸过多的人，不论什么时间，把手掌捂在胃部，症状就会减轻或消失。

（3）每天慢跑 20 分钟，胃酸过多症状常常会自愈。

3. 西医疗法简介

抑制胃酸的药，如西咪替丁、雷尼替丁、奥美拉唑、法莫替丁、盖胃平、干羟铝、吉法脂等，口服。西咪替丁每次 200 毫克，每日 2 次；雷尼替丁每次 150 毫克，每日 2 次；奥美拉唑，早晨服 20 毫克，4 ～ 6 周为 1 个疗程；法莫替丁每次 20 毫克，每日 2 次；盖胃平每日 3 次，每次 4 ～ 6 片。

4. 营养与饮食疗法

（1）多吃碱性食物，各种蔬菜几乎都是碱性食物，以吃生菜效果更好。

（2）大多数水果也是碱性的，每天可以吃 500 克。

5. 禁忌与注意事项

（1）忌吃一切不易消化的食物。

（2）饭后不要马上卧床。

（3）忌吃辛辣等一切对胃黏膜有刺激的食物。

六、寒吐

（一）疾病特点简介

寒吐是各种胃肠疾病中的一种症状，在疾病的基础上，又偶然吃了寒凉性食物，或受外界寒凉因素的侵袭而引发呕吐。中医叫寒呕或寒吐。症见遇寒即吐、面青、手足冰冷、脉沉迟或细弦。

（二）治疗

1. 历代自疗简便名方

（1）白豆蔻数粒，洗净嚼碎后再用白酒送服即可（《本草纲目》）。

（2）生姜数片（约4克），用水煮15分钟，加红糖，去药渣服药汁，有止寒吐作用，但是，有胃溃疡或胃肠炎患者慎用此法（《食医心镜》）。

（3）香附、茯苓、猪苓、楸白皮、苍术、白豆蔻、生附子、高良姜、吴茱萸、丁香等都有温脾止吐作用（《本草纲目》）。

（4）细辛30克，丁香30克，二药混合制成细面，每次4克，放入70毫升白酒里煎煮，煮至50毫升时，药与酒同时吃掉，治虚塞性呕吐，病情复发时，可以再用此方治疗（《本草纲目》）。

（5）人参7克，丁香7克，藿香7克，陈皮15克，生姜3片，放入300毫升水中煎煮，煮至150毫升时，滗出药汁，分2次温服，当天服完，治胃寒呕吐（《拔萃方》）。

（6）白豆蔻末 60 克，治胃冷忽然呕吐，发病时服 5 克，服后若恶心呕吐不止，4 小时后，可以再服 1 次（《文仲备急方》）。

（7）细辛（虚寒呕吐，同木香末服）、苍术（暖胃消谷，治呕吐）、白术（胃虚呕吐及产后呕吐）、人参（胃寒，同丁香、橘皮、藿香煎服；脾胃虚寒呕吐，煎汁加姜汁服）、艾叶（吐酸水，煎服）、半夏（呕逆、四肢厥冷，同面粉作丸，每次食 6 克）、南星（除痰降气止呕）、旋覆花（止呕逆不下食）、苏子（止吐）、香薷（止伤暑呕吐）、藿香（治胃肠炎呕吐）、木香、当归（温中，止呕逆）、白豆蔻（止呕吐，散冷气；胃冷，忽然恶心，嚼数枚白豆蔻，白酒送服）、生附子（胃寒有痰，同半夏、生姜煎服）、砂仁、廉姜、白芷、红豆蔻、高良姜（忽呕清水，含咽即平）、肉豆蔻（温中止吐）、益智仁、糯米（治虚寒呕吐）治疗寒吐。以上诸药，煎汤服常用量 6 ~ 12 克；制末口服量 3 ~ 6 克；制丸每次口服量 3 ~ 6 克（《本草纲目》）。

2. 非药物疗法

（1）在胃脘部拔火罐。

（2）用几十根点燃的香束烤胃脘部皮肤，要烤至发深红色为止。

（3）睡觉时，把手捂在胃区。

（4）用刮痧板或片状圆滑硬物，蘸水后刮拭胃脘部皮肤，或用双手手指将胃脘部皮肤，或用中指与示指第二节揪、掐、挤胃脘部皮肤，使局部呈红紫色为止。

3. 西医疗法简介

（1）藿香正气水口服，每次 10 毫升，每日 2 次。

（2）红外线照射胃部。

（3）注射止吐药，如爱茂尔或灭吐灵。爱茂尔肌内注射，每次 2 毫升；灭吐灵口服，每次 5 ~ 10 毫克，每日 2 ~ 3 次。

4. 营养与饮食疗法

（1）多吃米面，少吃小米和荞麦面；多吃白菜、萝卜、豆角等温性蔬菜，但是要煮烂，做菜时可以适当放些花椒和大料。

（2）白酒、生姜、糯米、白扁豆等都有温胃止吐作用。

5. 禁忌与注意事项

少吃或不吃冷饮及冰箱内储存的食物以及各种凉性食物，如菠菜、豆腐、西瓜、甜瓜、梨、茄子和土豆等。

七、腹泻

（一）疾病特点简介

　　腹泻是胃肠道相关疾病的一个症状，如各种微生物感染，结肠炎，急、慢性肠炎，食物中毒，食物过敏，消化不良等均有腹泻症状。本节讨论消化不良引起的腹泻，其症状有：饱胀、嗳气、腹痛则泻，泻后舒适。

（二）治疗

1. 历代自疗简便名方

　　（1）天南星（东北大多数山中都有此物）细末8克与数片姜和10个大枣，用水同煮，去渣，分2次，服药汁，当日服完。同时，用醋煮药渣，敷脚心，"几次便好"，适合慢性非细菌性腹泻（《本草纲目》）。

　　（2）车前子10克，炒黄，研成细末服，每日2次（《本草纲目》）。

　　（3）百草霜(烧柴火的锅底灰)每次6克，用米汤送服(《本草纲目》)。

　　（4）敷肚脐治腹泻，用姜7片，7个中等大小葱头的须，胡椒7粒，混合在一起，捣烂后敷在肚脐上，对那些受凉就腹泻的患者效果好（《本草纲目》）。

　　（5）补骨脂、肉豆蔻、木香各6克，用水煮30分钟后，去渣分2次服药汁，当日服完（《本事方》）。

　　（6）苍术、白术、酸石榴、白垩、楠木、黄柏、升麻、葛根、木香、豆蔻、附子等治疗腹泻（《本草纲目》）。

（7）神曲 15 克，麦芽 15 克，荞麦 15 克，3 种药混合磨制成细面，用锅炒至微黄，充分混合均匀，每次 4 克，用温开水送服，每日 2 次，治脾胃积滞性腹泻（《丹溪心法》）。

（8）百草霜（柴灶锅底灰）4 克，陈皮细末 4 克，二药混合，温开水送服，每日 2 次，治积滞性腹泻（《本草纲目》）。

2. 非药物疗法

（1）拍打止泻法。用双掌分别拍打两侧中下腹及两侧后腰部，每次 200 下。如此拍打，可以增加下腹温度，减缓肠道蠕动，起到止泻作用。

（2）睡觉时，将手掌放在左下腹，长期坚持，止泻效果较好。

（3）针刺，慢性腹泻可针刺三阴交、阳陵泉、内关、天枢、巨虚、足三里等穴。

3. 西医疗法简介

（1）如果腹痛便中有脓血，需服用抗生素，如痢特灵、吡哌酸、诺氟沙星、黄连素等。痢特灵：口服，每次 0.1 克，每日 3 次；吡哌酸：每日 1.5 ~ 2.0 克，分 2 ~ 3 次口服；诺氟沙星：口服，每次 0.1 ~ 0.2 克，每日 3 ~ 4 次；黄连素：口服，每次 0.1 ~ 0.3 克，每日 3 次。

（2）如没有炎症，可服用止泻西药。如活性炭、鞣酸蛋白等。活性炭：每次 2 ~ 4 克，每日 3 次；鞣酸蛋白：每次 0.3 ~ 0.6 克，每日 3 次。

4. 营养与饮食疗法

（1）许多饮食都有不同程度的止泻作用，如栗子、陈大米、大樱桃、木瓜、莲藕、高粱米、大米、薏苡仁、豌豆、糯米、芋头、山楂等。薏苡仁与糯米等份煮粥食，效果更好。

（2）由于慢性腹泻引起的吸收不良，使慢性腹泻的患者都有营养不良症。因此，必须从饮食上全面加强营养。

5. 禁忌与注意事项

（1）忌吃各种不易消化的食物。

（2）保持精神舒畅，忌气恼忧愁。

（3）遇寒凉即泻的人，一定要不吃或少吃寒凉类食物，更不要吃冰制食品及冰箱内食物。同时还要防止一切寒凉因素的侵袭。

（4）不要吃辛辣类对胃肠道有刺激的食物。

（5）夏天不要坐地上，冬天不要坐在石头上。

八、大便干燥

（一）疾病特点简介

　　引起大便干燥的原因较多，过食辛辣能引发燥热，而使大便干燥；忧郁或久坐不动，过度疲劳或饮食失调，年老体弱或有消化性疾病，这些都可能引起大便干燥。

（二）治疗

1. 历代自疗简便名方

　　（1）新鲜桃叶100克，用水煮5分钟，服汁，每日2次（《本草纲目》）。

　　（2）老人大便干燥，天天口服香油，每次50～80毫升，每日2次（《本草纲目》）。

　　（3）锁阳200克，制成细末，每次服3丸，每日2次，治血虚型便秘（《本草纲目》）。

　　（4）番泻叶5克，用开水浸泡，每日当茶饮，用水量1500～2000毫升，此法适用于阴虚内热便秘（《本草纲目》）。

　　（5）把生姜切成筷子粗的条，长6厘米，蘸点油，塞入肛门内，几分钟之后大便即通，有炎症及痔疮者，不可用此法（《本草纲目》）。

　　（6）蜂蜜疗法，蜂蜜放在锅内，用微火煎熬，一直熬到可以捏成形时，将其制成筷子粗，3厘米长的条，待凉后就会变硬，用瓶装起来备用，大便干燥时，将蜂蜜条块纳入肛门内，"少时即通"（《本草纲目》）。

（7）许多中药都有治疗大便干燥的作用。作用较强的泻药有大黄、牵牛子、芫花、泽泻、桃花、桃叶、巴豆等，这些药因为下泻重，有不同程度的不良反应。因此，对于长期大便干燥者，应当采用比较缓和的泻药，如当归、地黄、冬葵子、羊蹄根、紫草、芝麻、马齿苋、苋菜、香油、荞麦面、大麦、菠菜、甘蔗、蜂蜜、海蛤、猪油、猪胆等（《本草纲目》）。

（8）白芷（制成末服用）、蒺藜（同皂角，等量，制末服用）、生葛、威灵仙、旋覆花、羌活、萝卜籽（治大、小肠风秘与气秘，炒后服）、茴香（治大、小便不通，与麻仁、葱白煎服）、葱白（治大便虚秘，与少量盐捣成泥，敷肚脐）、大麦芽（治产后便秘，制末服用）、枳壳（利大小便，与甘草等量水煎服）、陈皮、槟榔、乌梅、瓜蒂（研末塞肛内）、茶末（治产后便秘，制末，用老葱涎液调和，制成梧桐子大丸粒，每次服百粒）治疗津液干燥类便秘（老年人多见）。

以上诸药，水煎常用量 6 ~ 12 克；丸剂与散剂用量皆 3 ~ 6 克（《本草纲目》）。

2. 非药物疗法

（1）马桶上运动催便法，大便干燥的患者，坐在马桶上（或蹲便），未便前，做4种运动：①左右倾斜：向左右侧弯，每侧做15次；②前俯后仰：向前俯，尽量达到双膝；然后尽量向后仰，各做50次，这种活动可以增加排便效果，天天做此功，可逐渐治愈便秘。

（2）定时蹲厕（或坐马桶），每天早晚各1次，每次15 ~ 20分钟。如能坚持不懈，就可以增加大便次数，而治愈便秘。

3. 西医疗法简介

（1）开塞露注入肛内 5 ~ 10 毫升。

（2）硫酸镁每次 15 ~ 20 克，加水 300 ~ 400 毫升，一次服下。

（3）酚酞每次口服 50 ～ 200 毫克即可。

（4）蓖麻油每次口服 5 ～ 20 毫升即可。

（5）甘油用量每千克体重 1 克口服即可。

4. 营养与饮食疗法

（1）多吃有缓泻作用的食物，如黄豆、豆油、菠菜、马齿苋、芹菜、黄瓜等。

（2）多吃纤维素含量多的食物，如芹菜、水芹菜、橘、柑、橙、苹果、梨、菠菜、白菜等。

（3）用麻子仁煮粥喝，治老年便秘。

5. 禁忌与注意事项

（1）忌吃一切能使大便变干的食物，如辣椒、胡椒、干姜、白酒、白扁豆、黄米面、薏苡仁、陈米、猪肝、糯米等。

（2）大便干燥，最忌用力，民间有一句俗话："大便不用力，小便咬紧牙。"用鼓腹增加腹压来加快排便的做法，是错误的。这种做法会引发痔疮或加重痔疮病情，或诱发肛门周围的炎症发生，心脑血管病、高血压患者也应禁忌。

九、急性腹泻

（一）疾病特点简介

急性腹泻，大致发生在以下几种情况中。

（1）中毒，如土豆中毒，豆角中毒，棉籽油中毒，蘑菇中毒，夹竹桃中毒，苍耳中毒，蓖麻油中毒，等等。

（2）霍乱病。

（3）吃腐败食物早期中毒症状。

我们这里主要介绍对此病的初步救治，急性腹泻还是应当尽量找医生诊治。

（二）治疗

1. 历代自疗简便名方

（1）百草霜（柴锅的锅底灰）每次12克，米汤调服，每日2～3次，止泻（《本草纲目》）。

（2）把大粒食盐炒成黄色，装在布袋内热敷在全腹上有效，止吐、止泻（《救急方》）。

（3）用鲜梨树叶100克，加水煮5分钟后，去叶服汁，每日2次，止吐、止泻（《本草纲目》）。

（4）鲜大蒜一头，捣烂，敷在脚心上止泻（《本草纲目》）。

（5）用蜜蜡（约栗子大小）1块，用热酒熔化服，每日2次，止泻效果不错（《肘后方》）。

（6）在端午节前后，采来苎麻叶阴干，制成细面，每次15克，每日2次口服，治骤然水泻（《杨子建护命方》）。

（7）香藿（治急性吐泻腹痛，用水煎汁服用）、苍术（除湿热，止吐泻）、苏子、紫苏（用水煮，服用药水，止吐泻、胀满）、芦根茎叶（治吐泻、烦闷，加水煮汁服用）、通草、防己（防己末同白芷末，等量服用）、粟米泔水、粳米（吐泻烦渴，加水研汁，加入竹沥、姜汁服）、白扁豆（治吐泻不止，研末用醋送服；花与叶可榨汁，加醋服）、豌豆（同香薷煎水服用）、豇豆、大豆（急性吐泻，腹胀痛，生研成末，白开水送服）、绿豆叶（绞汁60毫升，加醋30毫升顿服）、绿豆粉（新水调服）、梨树叶（60克，煎水服用）、棠梨树枝叶（同木瓜煎水服用）、藕（煎水饮用）、桑叶（煎水饮用）、槐叶（同桑叶、甘草煎水饮用）治疗急性湿热性腹泻（泻下如水或大便每日数次溏薄），以上诸药，煎水常用量6～12克；丸剂与散剂，一次量，皆3～6克；凡是食材，用量可大些；上药均无毒，急救时，用量大些无妨（《本草纲目》）。

（8）人参（止吐泻，煎药汁，加入鸡蛋白，口服）、荜茇、刘寄奴、肉豆蔻（温中消食，治吐泻胀痛，制成细末，用姜汤送服）、白豆蔻（散冷气，理脾胃）、草豆蔻（温中消食下气，治吐泻烦渴，同黄连煎水，饮用）、高良姜（温中、消食、化气；治吐泻腹痛，炒香、酒煮，饮用）、糯米（止吐泻不止，研末，白水送服）、糯米泔水（止吐泻烦渴）、醋（止吐泻，煎后服用）、大蒜（捣泥敷脚心）、芥子（制成末，酒调敷肚脐）、生姜（酒煎服用）、茴香、橘皮（除湿痰，止吐泻，同藿香煎水服用）、槟榔、大腹皮、椰子皮、桃叶（煮水饮，治吐泻腹痛）、胡椒（治寒性腹泻，37粒，温水送服）、吴茱萸（加姜煮水饮用）、丁香、丁香皮、桂心、沉香、乳香、安息香、苏合香、樟脑、乌药（止吐泻腹痛）等治疗寒湿性腹泻。以上诸药，水煎常用量6～15克；丸剂与散末，每次用量3～6克；

以上诸药皆属无毒药材，病重者，可以适当加量（《本草纲目》）。

2. 非药物疗法

（1）拔火罐，上下腹全拔，效果很好。

（2）刮痧法，用双手的拇指、食指及中指或圆形的扁形物行刮、捋、挤等方法，在胃脘部及左下腹刮痧，使皮肤呈紫红色为止。

（3）针灸，取穴足三里、中脘、胃俞、脾俞等穴。

3. 西医疗法简介

（1）止吐可用甲氧氯普胺（灭吐灵）肌内注射即可，每次 10 毫克。

（2）及时静脉补给液体，以防脱水，最好用糖盐水。

（3）电解质紊乱时，要及时补充钙、钾和钠等成分。

（4）及时查清吐泻原因。

4. 营养与饮食疗法

（1）饮食，要吃容易消化的流食；吃菜，应当以有咸味、煮烂的菜叶汤为主。

（2）可以吃一些有止泻作用的食物，如豌豆粥、薏米粥、糯米粥，粥一定要煮烂。

（3）补充维生素 B_1、维生素 B_2、维生素 A 和维生素 C 等。

5. 禁忌与注意事项

（1）忌吃一切不易消化的食物；忌吃辛辣食物，以免加重病情。

（2）脱水时，尽量不喝白开水，可以喝淡盐水或咸菜汤。

十、郁滞性腹痛

（一）疾病特点简介

　　郁滞性腹痛，属于腹痛的一个证型。临床上我们可能会听到这样一句话"我因为生气，把胃病给气犯了"。因为，恼怒可造成内分泌失调，使胃及十二指肠括约肌痉挛，而引发疼痛，并且常常并发腹泻。气滞性腹痛，为气积郁滞所致。症见腹部胀痛，胸闷胁痛，嗳气或矢气后可减轻；每遇七情不舒则加重。关于瘀血腹痛，《简明中医辞典》是这样描述的，因气滞日久，久痛入络而成。症见腹痛，痛处固定，拒按，腹痛经久不愈。《简明中医辞典》在说瘀血胃脘痛时说："死血留胃脘处作痛，多由气滞血凝，久痛入络所致。"

（二）治疗

1. 历代自疗简便名方

　　（1）木香、香附子、艾叶、苍术、乌梅等都有治疗这类腹痛的作用（《本草纲目》）。

　　（2）当归细末 3 克，用米酒送服，每日 2 次，治气滞性腹痛（《必效方》）。

　　（3）晒干的桃树枝 200 克，制成细末，每次 4 克，放到 60 毫升米酒中慢火煮 5 分钟后顿服，每日 2 次，治气滞性腹痛（《肘后方》）。

　　（4）青橘皮 200 克，枳实 200 克，上二药皆切成玉米粒大药块；

另用蜂蜜300毫升及300毫升水与药块进行充分混合搅拌；然后上屉蒸20分钟，晒干后，每次嚼服4丸，每日2次，泻肝胆积气（《本草纲目》）。

（5）玄胡索（上腹、下腹诸痛，研成细末，用酒送服）、姜黄（治产后血痛，同桂末，酒送服）、刘寄奴（治气郁血瘀，制成末，酒送服）、蒲黄（血气心腹诸痛，同五灵脂，用醋煎，服汁）、丹参、牡丹皮、三棱、败酱、米醋（并主气血冷、心腹诸痛）、红曲（治女人气血失调，同香附、乳香末，用酒煮食）、丝瓜（治女人血气不通，炒后，研末，米酒送服）、没药（血气心痛，水煮，饮汁）、乳香、紫荆皮、五灵脂（治腹、胁肋诸痛，同蒲黄，醋煮，饮药汁），治疗血瘀类腹痛。以上诸药，用于煎剂常用量6~12克；水丸与散剂皆3~6克；上述诸药，病重者，可适当加量《本草纲目》）。

（6）半夏（治痰湿性胃脘痛，制末，油炒，服用）、百合、牡荆子（炒后，研末，服用）、枳壳（心腹气痛，研末服用）、五倍子（治心腹痛，炒焦，研末，酒服佳）、蛤粉（治心气痛，同香附等量，炒后，研末，口服），治痰饮（过量液体滞留体内某部位而生病）类腹痛；以上药，皆散剂，用量3~6克，因为皆无毒，病重时，可以适当加量（《本草纲目》）。

（7）黄连（突然脘腹烦痛，水煎服用）、苦参（腹中大热疼痛，及小腹热痛，用醋煮汁服）、山豆根（突然腹痛，研末，水送服）、马兜铃（烧成褐色，研末，酒送服）、麻子仁（治妊娠腹痛，研末，水送服）、绿豆（胃脘痛，37粒绿豆同27粒胡椒，研末，水送服）、川栋子（主治上下腹痛，同玄胡索，制末，米酒送服）、槐花、栀子（治热性腹痛）、郁李仁（突然胃脘痛，嚼7粒，温水送服）、驴奶（突然心痛连腰脐，热饮2升）、羚羊角（腹热腹痛，烧末，水服），治疗热郁腹痛（指热郁滞肠胃而致的腹痛）。以上诸药煎水用量6~15克；丸与药末用量3~6克；属于食物，可以加大用量（《本草纲目》）。

2. 非药物治疗法

（1）双掌分别拍打中上腹和与中上腹对应的腰部，每次拍打200次，早晚各 1 次。

（2）用双掌的掌缘，用力分别从上腹向下推，每次推 100 下，最好能把皮肤推至深红色，在发作时，常常推一两次就可痊愈（此法最适用于互疗）。

（3）针刺疗法，常用穴有内关、人中、中脘、胃俞、大肠俞等。

（4）拔火罐治疗。

（5）观天赏云法，治疗心情抑郁，每天到室外看天观云 1 ~ 2 小时。

3. 西医疗法简介

（1）西医学认为这类病属于神经失调，代替疗法是用镇静药和解痉药，镇静常用地西泮，解痉常用阿托品。地西泮：口服，每次 2.5 ~ 5 毫克，每日 2 ~ 3 次；阿托品：口服，每次 0.3 ~ 0.5 毫克，每日 2 ~ 3 次。

（2）急性炎症，给予青霉素等抗生素治疗，青霉素钾，每日 160 万单位，分两次肌内注射。

4. 营养与饮食疗法

（1）多吃维生素 A、维生素 B_2、维生素 B_{12} 含量高的食物。含维生素 A 较多的食物，如鸡蛋、黄油、鸭蛋及动物的肝；其他维生素含量高的食物，如猪肝、肾、鱼、肉、虾等。

（2）可口服维生素 A、维生素 B_2、维生素 B_{12} 制剂。

5. 禁忌与注意事项

（1）忌食辛辣等对胃肠黏膜有刺激的食物。

（2）忌生气和忧虑。

（3）多到户外游玩，以舒畅心情。

十一、老年性虚泻

（一）疾病特点简介

老年人虚泻病，是由老年人脾肾阳虚所引起的功能性腹泻。不包括各种微生物感染与肿物引发的腹泻，腹泻物没有脓血。主要表现为面色苍白，疲倦乏力，腹痛喜按，大便稀薄，常有黏液。

（二）治疗

1. 历代自疗简便名方

（1）枯矾 30 克，诃子（炒）20 克，二药混合，研成细末，每次用米汤送服 6 克，每日 2 次，直到治愈（《太平圣惠方》）。

（2）干糕粉(大黄米面、糯米面、大米面各等份,加水混合蒸成米粉糕,晒干后磨成粉)3 份，熟山药粉（把蒸熟的山药，晒干，磨成粉面)1 份，混合后用锅炒至微黄，每次 30～60 克，开水冲服，每日 2～3 次，有治疗老年腹泻作用，久服腹泻可痊愈（《本草纲目》）。

（3）五倍子 6 克，大葱须 3 个，乌梅 8 克，共捣烂，敷在肚脐上，两日一换，久用自愈（《本草纲目》）。

（4）人参 30 克，鹿角（去皮，炒熟）15 克，二药混合制成细面，每次 4 克，用米汤送服，每日 2 次，治老年肾虚泻（《十便方》）。

（5）煨肉豆蔻（用小麦面糊包裹后，再用火煨熟，然后除去面壳，把肉豆蔻制成细面）30 克，乳香 30 克，以上二药混合制成细面，用陈年老米面粉稀糊调和药粉，制成梧桐子大药粒，每次用米汤送服 60 粒，1 日 2 次，治老年虚泻（《瑞竹堂方》）。

（6）糯米粉 3000 克，山楂粉 500 克，充分搅拌均匀之后，用大锅炒至微黄，每次取 60 ~ 100 克，用开水冲服（可加少量白糖），每日 2 次，治老年虚泻（《本草纲目》）。

（7）土炒白术（放在 200 克黄土中炒制，炒至微黄时，完全清除黄土）150 克，炒山药 150 克，二药混合制成粉面，用米汤调和制成梧桐子大药粒，每次服 40 粒，1 日 2 次，治老年虚泻（《濒湖集简方》）。

（8）人参 1 份，苍术、茯苓各两份，混合制成细末，用米汤黏合，制成梧桐子大药丸，每次食 60 丸，一日 2 次，温水送服，治老人脾虚泻（《本草纲目》）。

2. 非药物疗法

（1）单掌按摩止泻法，先长、细、匀呼吸 12 次，待心静之后，单掌放在左下腹，开始转圈按摩，逆时针 50 圈。手的掌指，轻轻触摸皮肤，每按摩 1 圈皮肤，深呼吸 1 次，每天在起床前与睡觉前各做 1 次。

（2）用捋法治疗此病效果很好，此法适用于互疗，用双掌的掌缘，从左下腹推皮肤，每次必须把皮肤推至紫红色才有效果。

（3）取内关、人中、上巨虚、足三里、天枢等穴针刺。

（4）因肾阳虚引起者，口服金匮肾气丸，每次 1 丸，每日 2 次。

3. 西医疗法简介

（1）可以用红外线及各种理疗。

（2）老年人单纯功能性腹泻，可以在医生指导下服用止泻药，如鞣酸蛋白、复方樟脑酊等。

4. 营养与饮食疗法

（1）多吃维生素 B_1，维生素 C 及钙、钾、镁等含量高的食物。

（2）多吃偏温性并有止泻作用的食物，如糯米、大黄米、栗子、芋头、莲藕、高粱米等。

5. 禁忌与注意事项

忌吃或少吃煮黄豆、刀豆、马齿苋、芹菜、水芹菜、甘蔗、鲜枣、甜瓜、菠菜等食物。

十二、急性呕吐

（一）疾病特点简介

急性呕吐是胃肠等消化系统疾病的一个症状。一些热性之类疾病，如胆囊炎、急性胃肠炎、胃溃疡发作期、食物中毒等，都可能发生呕吐。主要表现为，吃后即吐，吐多凶猛，面赤，心烦喜冷，口渴便干，小便黄赤，脉搏洪数。

（二）治疗

1. 历代自疗简便名方

（1）木鳖子仁5个，丁香5个，麝香0.4克。混合研成细末，把一张刚出锅的无糖烧饼水平切开，把药末放入其中，趁热把烧饼贴在肚脐上，然后固定好，1小时后再换1个，如果是痢疾引发的呕吐即可停止（《本草纲目》）。

（2）阴阳水（一半是刚从井中汲取的水，一半是煮沸几十遍的水）饮数次，即发生效果（《本草纲目》）。

（3）葛根、泽泻、黄连、麦冬、芦根、杨梅、滑石等，对热性呕吐，都有一定治疗效果（《本草纲目》）。

（4）从井里新汲一桶水，饮300毫升，用余下的水浸泡双脚30分钟，治热性呕吐（《急救良方》）。

（5）高良姜6克，大枣2枚，加水80毫升煎煮，煮至50毫升时，滗出药汁，分2次当日服完，治急性呕吐不止（《普济方》）。

（6）肉豆蔻末5克，用15克生姜煮出的水送服，治急性呕吐（《普济方》）。

（7）大黄12克，甘草7克，加水300毫升水煎，剩150毫升时，滗出药汁顿服，治食后即吐（《仲景金匮玉函方》）。

（8）葛根（治大热呕吐、小儿呕吐，制粉用）、香附（治妊娠恶阻呕吐，同藿香、甘草煎服）、麦冬（止呕吐、燥渴）、枇杷木白皮（止呕逆佳，煎水服）、蝉蜕（治胃热呕吐，同滑石研成末，用水调服）、兔头骨（风瘟呕吐，烧后制末，水送服）、枇杷叶（治呕吐不止），治痰热类急性呕吐。以上诸药，煎水用量6～12克；散末每次用量3～6克（《本草纲目》）。

2. 非药物疗法

（1）针刺内关与足三里穴，有很好的止吐作用。

（2）冰袋敷腹部，对热性呕吐，也有很好的治疗作用。

3. 西医疗法简介

（1）甲氧氯普胺（灭吐灵）每次10毫克，肌内注射即可。

（2）在医生指导下根据失水量，及时适量补液。应当选择含盐的液体，如盐水与糖盐水。因为呕吐会过多失水失钠，不及时补充可能会发生抽搐及昏迷等问题。

4. 营养与饮食疗法

（1）由于呕吐，可能失去很多微量元素及维生素。如维生素E、维生素B_2、钙、钾等，应及时补充，或者从静脉给药，或者在呕吐被控制后，从饮食中补充这些营养素。

（2）在呕吐被初步控制之后，即使不饿也要吃些容易消化的食物，如米汤、牛奶或煮烂的稀饭，不要吃面条等不易消化的食物。

5. 禁忌与注意事项

（1）即使腹泻与呕吐都止住了，也要忌吃各种对胃肠有刺激的食物。

（2）忌吃各种热性食物，如辣味食物，杏、桃及牛肉、羊肉、狗肉、鸡肉、鱼肉等。

十三、寒性腹痛

（一）疾病特点简介

乡村人们有时把因为着凉（或吃了冷食或因受了寒凉邪气的侵袭）之后发生的腹痛，叫作"肚子着了凉"，属于中医学的胃寒痛。其特点为腹痛遇寒痛甚，得热痛减，呕吐清水，或者大便稀而不臭；若属于脾胃虚寒性腹痛，多为长期绵绵不断地疼痛，遇寒凉更重，得热稍缓，多属于慢性病。

（二）治疗

1.历代自疗简便名方

（1）用炮干姜6克，研成细末，用稀粥送服，每日1～3次（《外台秘要》）。

（2）白芥子6克，嚼碎用酒送服，每日1～3次，有良效（《本草纲目》）。

（3）木香12克，研成细末，用100毫升酒煮10分钟，药与酒同服，每日1～3次（《本草纲目》）。

（4）桂皮细末4克，用酒送服，每日1～2次。秋、冬冷气腹痛，此法效果较好（《外台秘要》）。

（5）胡椒粉3克，用酒送服，每日1～2次，有良效（《孟诜食疗》）。

（6）治疗寒性腹痛药物还有艾叶、甘草、附子、茴香（大料）、葱白、杏仁、白豆蔻、益智仁、香附子、苍术、生姜、韭菜等（《本草纲目》）。

（7）把食盐炒黄，趁热装袋，熨腹痛部位（《松急方》）。

（8）治疗寒性腹痛，《本草纲目》还推荐如下药材：艾叶（治一切心腹冷痛，鲜者捣汁饮用；干者，制末用）、川芎（开郁行气，治诸冷痛，制末，酒送服）、藁本（与苍术同用，去其毒）、苏子（治一切冷气痛，同高良姜、橘皮等份，制丸服）、姜黄末（治冷气痛，同桂末，用醋送服）、香薷（治暑季腹痛）、石菖蒲、紫苏、松香、山姜、草豆蔻、白茅香、荜茇、胡椒粥、茱萸粥、姜酒等15种药材（都有治疗冷气、胃区痛、腹痛作用）、白酒（腹冷痛，加盐服）、黑大豆（炒焦，放酒中，饮酒）、葱白（治小儿盘肠痛，葱白制碎，炒后贴脐，倘若无效，速去医院）、葱花（同吴茱萸，煎服）、大蒜（治冷痛，同乳香制水丸吃）、薤白（冷痛，痛彻心背，喘息咳嗽，同栝楼子嚼碎，用米酒送服）、芥子末（用米酒送服，止心腹冷痛）、桂（治秋冬冷气腹痛，非此不除；治寒疝心痛，制末酒调服）、乌药（与橘皮、苏叶，煎水服）、天竺桂、沉香、檀香、苏合香、龙脑香、樟脑、樟木、杉木、楠木、皂荚、厚朴（以上各药，都有治疗冷气心腹痛作用）、硫磺（治一切冷气痛，同黄蜡制丸服用）、硇砂（治冷气心腹痛，积气腹痛）。以上诸药，凡属药食两用者，用量可以增大；其他药，煎水用量6～12克；散末与水丸用量3～6克。

2. 非药物疗法

（1）刮痧疗法。用刮痧板或边缘润滑的扁状物刮拭疼痛部位，或用双拇指挤、挠，或是用中、食二指揪，使皮肤呈深红色。

（2）如有艾炷，在疼痛部位皮肤上，点燃一炷，即可止痛；如果是炎症性疼痛就无效了。

（3）姜片烤热，贴在疼痛部位或脐部，效果也好。

（4）每晚睡前把手掌放在痛处。

3. 西医疗法简介

（1）急性腹痛，可服阿托品与颠茄酊。阿托品：每次0.3～0.5毫克；10%颠茄酊：每次0.3～1毫升，口服。

（2）红外线照射腹部。但是，如果室内温度偏低效果不太好。

4. 营养与饮食疗法

（1）吃温热类食物，如蒜、小茴香、香菜、白酒、胡椒等，都属于热性食物，治胃肠寒病，疗效明显；温性食物，作用稍差一点，适合于虚寒类胃肠病，这些食物主要有白面、大黄米、蚕豆、扁豆、油菜、芥菜、山药等。

（2）多吃钙与镁含量高的食物，而且这些食物，必须是偏温性的，如虾皮、海米、花生、带鱼等。

（3）常吃南方早稻米饭，有治疗寒性腹痛作用。

5. 禁忌与注意事项

（1）忌吃或少吃寒凉性食物，如冰制品、冰箱藏品；较严重的患者，甚至水果都不可生吃。

（2）重患者，一般性偏凉食物都不可吃，如小米、菠菜、芹菜、土豆、茄子、甜瓜、西瓜、梨、香蕉等。

十四、消化不良

（一）疾病特点简介

　　消化不良，是由食物滞留胃肠，延缓排泄时间造成的。引起消化不良的原因有很多，吃干性食物较多，或者吃了较多的不好消化的食物，或者平素脾虚，消化功能不好，等等。主要表现为腹胀、腹痛、呕吐、腹泻等。

（二）治疗

1. 历代自疗简便名方

　　（1）鲜山楂 100 克，用水煮，待山楂熟后，将山楂肉与汤水一起服下，每日 2 次（《柏便方》）。

　　（2）神曲、麦芽各 15 克，用水煮 15 分钟，去药渣服药汁，每日 2 次（《普济方》）。

　　（3）神曲 30 克，萝卜籽 30 克，放在 200 毫升水中煎煮，煮至 120 毫升时滗出药汁，分 2 次服，早晚各 1 次（《本草纲目》）。

　　（4）山楂片 30 克，放入 200 毫升水中，用小火煮 20 分钟，滗出药汁顿服。倘若病情未缓解，可以再吃 1 剂（《本草纲目》）。

　　（5）五灵脂 100 克，制成细面，每次 4 克，用温酒送服，1 日 2 次（《本草纲目》）。

　　（6）煅绿矾细面，每次 0.9 克，每日 2 次，消食燥湿（湿气侵袭造成的消化不良）（《圣惠方》）。

（7）麦芽、荞麦粉（主治脾胃虚热、消化障碍，荞麦粉 1 两，用 3 钱砂糖送服）、巴豆（治寒性积滞，可用以通肠；治夏日小儿腹泻）、大蒜（捣烂，贴足心）、木鳖子（同丁香、麝香捣烂，贴肚脐）、黄连（治食积腹泻，黄连末同大蒜糜食用）、白术（消化功能减退久泄，同茯苓、糯米制丸服用），治疗消化不良（《本草纲目》）。

2. 非药物疗法

（1）用拍、打、揉（见前文）等方法，对消化不良症都有很好的疗效。但是，每次做功时间要在 20 分钟以上，应在饭前做。

（2）针刺法：刺足三里和脾俞穴。

（3）拔火罐，在胃部区域或同水平的腰背部位拔罐。

（4）按摩法：常用顺时针的推揉方法，先从右下腹向上推揉，至右侧肋缘再横向向左侧推揉，推揉至左侧肋缘，再向左下腹推揉，为 1 周；然后再从右下腹向上推揉，如此不断转圈推揉，每次做功 100 ~ 200 圈。

3. 西医疗法简介

（1）吃助消化药：①干酵母每次 1 ~ 3 克，口服，每日 3 次；②乳酶生每次 0.3 ~ 0.9 克，口服，每日 3 次；③胃蛋白酶每次 0.3 ~ 0.6 克，口服，每日 3 次。

（2）红外线照射腹部。

4. 营养与饮食疗法

（1）饮食中也有一些助消化的品类，如大麦、黄豆、酱、醋、酒、葱、蒜、白菜、杨梅、茶、鳝鱼头等，都有助消化的作用。但是，偏寒者要用葱、蒜、鳝鱼头、酒、醋之类的偏热食物；偏热者要用茶、酱、大麦、薏苡仁等偏凉性食物。食炒薏苡仁粥有帮助消化作用。

（2）要补充维生素 B_1、镁、钙等有助消化作用的营养物质。

5. 禁忌与注意事项

在此病病期内，不吃或少吃黏、硬、生等不好消化的食物。

十五、飧泻（滑肠泻）

（一）疾病特点简介

　　乡村人们多把那种"吃什么就拉什么"的病叫"滑肠泻"。这种病的主要特征是吃完饭就去排大便，便中常有一些尚未完全消化的食物。如黄豆瓣、玉米粒、水果残块等。这种病是消化功能低下引起的，即中医学中说的脾胃气虚阳弱的飧泻。

（二）治疗

1. 历代自疗简便名方

　　（1）酸石榴1个，用火烧到无烟为止，放置一夜，研成细末，与另一个未被烧的石榴一起，放在水中煮20分钟后，去渣服药汁（《本草纲目》）。

　　（2）石莲炒后，研成细末，每次12克，每日2次，温开水送下（《本草纲目》）。

　　（3）猪肾1个，剖开把骨碎补9克药末塞进去缝好，用火将猪肾煨熟吃（《本草纲目》）。

　　（4）鸡内金、神曲各等量，混合研成末，每次用米汤送服10克，每日2次（《本草纲目》）。

　　（5）蜀椒1份，苍术、飞黄柏各3份，共研成细末，每次服6克，每日2次，专治飧泻（《本草纲目》）。

（6）丁香、赤石脂、枯矾、阳起石等，对此病都有一定的治疗作用（《本草纲目》）。

（7）苍术 30 克，川椒 30 克，混合制成细面，用米醋调和，制成梧桐子大药粒，每次吃 20 粒，每日 2 次。对久泻不停者，每次加服桂皮细面 3 克，治食谷不化（《保命集》）。

（8）白术 60 克拌黄土 90 克炒至微黄（除去黄土）；山药 60 克，炒至微黄；人参 15 克。3 种药混合制成细面，用米汤调和，制成梧桐大药粒，每次服 40 粒，每日 2 次（《濒湖集简方》）。

2. 非药物疗法

增加运动量：青壮年人每天走 8000 ~ 10000 米（2 次）；老年人，每天走 6000 ~ 10000 米，或者做其他运动，达到相同的运动量，也能达到相同的治疗效果。

3. 西医疗法简介

（1）相互按摩腹部，有一定疗效。

（2）可以长期使用干酵母、胃蛋白酶、胰酶片、乳酶生等助消化药。干酵母：口服，每次 1 ~ 5 克，每日 3 次；乳酶生：口服，每次 0.3 ~ 0.9 克，每日 3 次；胃蛋白酶：口服，每次 0.2 ~ 0.4 克，每日 3 次；胰酶片：口服，每次 0.3 ~ 1 克，每日 3 次。

（3）如果没有微生物感染，又腹泻较重，可以吃鞣酸蛋白等止泻药。鞣酸蛋白：口服，每次 0.3 ~ 0.6 克，每日 3 次。

4. 营养与饮食疗法

（1）服维生素 B_1。

（2）这种病的消耗性很大，使多种营养素缺乏。因此，应吃高蛋白、高维生素、高微量元素的饮食。各种高脂、高蛋白等饮食都可以吃，如各种肉类、鱼类、豆制品。不必有任何忌讳，只要想吃都可以吃。其中牛、羊、鸡、狗等肉，更应当多吃，有这种病的人肾阳都虚，这些肉正好都有补肾阳的作用。

（3）用白术浸水（白术 10 克浸水 500 毫升）煮粥，可治飧泻。

5. 禁忌与注意事项

（1）忌吃一切有缓泻作用的食物，如荞麦面、菠菜、芹菜、黄豆、马齿苋、刀豆、牛奶、生菜、甜瓜、鲜枣、西瓜、甘蔗、豆油等。

（2）禁吃一切有缓泻作用的药物，如牛黄解毒片、大黄丸、黄连素、羊蹄根、当归、地黄等。

十六、呃逆（俗称打嗝）

（一）疾病特点简介

西医称此病为膈肌痉挛，是胸腹之间的横膈膈肌痉挛而产生的疾病。得了此病，就会不由自主地连续性打嗝，发出咯咯的声音。这种声音是气体冲过狭窄食管时发出的声音。饮食不节，精神受刺激或吃干食物"噎着了"，都可能发生此病。中医叫呃逆。

（二）治疗

1. 历代自疗简便名方

（1）荔枝10个，连皮带核用火烧，一直烧到无烟为止。放凉后，研成细末，用白开水冲服（《本草纲目》）。

（2）川椒，炒至微黄后，研成细末（最好过箩），再与炒熟后的面粉混合，用水做成梧桐子大小的丸粒，遇打嗝时，每次服10粒有神效（《本草纲目》）。

（3）把苘麻点燃，用鼻子嗅麻烟，立止（《本草纲目》）。

（4）吴茱萸、橘皮、附子等量，制末，制成水丸，每次食2钱，温水送下，治因寒呃逆（《本草纲目》）。

（5）姜汁与蜂蜜各15毫升，煎后一次服用，治久患咳逆，连至四五十声（《本草纲目》）。

（6）胡椒 30 粒，砸碎，麝香半钱，米酒 60 毫升，煎至 30 毫升，滗汁一次热服，治伤寒呃逆，日夜不止（《圣惠方》）。

（7）荜澄茄、高良姜等份研末，每次 2 钱，水煎服，治伤寒呃逆（《本草纲目》）。

（8）半夏（治伤寒呃逆，半夏、生姜等量，水煎服）、紫苏（呃逆气短，同人参，水煎服）、麻黄（烧烟，用鼻嗅烟）、旋覆花（与代赭石等量，制末，水送服）、高良姜、苏子、紫菀、肉豆蔻、刀豆、橘皮、荔枝（7 粒烧成炭，制成末，用温水送服）、蜀椒（治呃逆，炒后，研末，糊丸，米醋送服）、丁香（治伤寒呃逆，与干柿蒂等份研末，用人参汤送服）、桂心、伏龙肝（治产后呃逆，同丁香、白豆蔻、紫苏等份，研末，温水服）、代赭石、黄蜡等治疗虚寒引起的呃逆。以上诸药，煎用量 6 ~ 12 克；丸、散剂用量每次 3 ~ 6 克（《本草纲目》）。

2. 非药物疗法

（1）轻者，只要喝一大口水，就能把打嗝给噎回去；重者，连续喝几大口水，一般都可以把呃逆噎回去。只有极少数、极顽固的打嗝，常要配合药物治疗，才能治愈。

（2）用拇指（互疗）重力压迫后背的膈俞穴，效果也很好。

（3）拔火罐，位置在胸下部及与其水平的背部。

（4）针刺中脘、内关、膈俞等穴有效。

3. 西医疗法简介

（1）阿托品 0.5 毫克，皮下注射；或口服阿托品，每次 0.3 ~ 0.6 毫克。

（2）按摩法：用双拇指重力按揉膈俞和膈关两穴。

（3）口服地西泮每次 5 ~ 10 毫克，每日 3 次。

（4）25% 硫酸镁注射液 10 毫升，加 5% 葡萄糖注射液，稀释成 5% 浓度后，缓慢静脉滴注。

4. 营养与饮食疗法

大口喝稀粥，治疗打嗝，比大口喝水的效果好。

5. 禁忌与注意事项

（1）不要生气，不要暴怒。

（2）少吃面食，如吃面食，也应当充分喝汤水，以免引发打嗝。

十七、慢性细菌性痢疾

（一）疾病特点简介

痢疾是由细菌感染而引起的，慢性痢疾，是急性痢疾得不到根治迁延而成的。中医学认为，慢性痢疾，绝大多数属于虚寒型。由于久病慢性消耗，脾虚下陷，久之还可导致肾阳虚，甚至呈全身虚寒体征。临床特点主要表现为，大便带有脓血，每日3～5次不等；腹痛绵绵，经久不愈。喜温，喜按，腰酸，怕冷，等等。

（二）治疗

1. 历代自疗简便名方

（1）《本草纲目》中介绍的1个病例，我们可以借鉴。说的是一个姓华的老人，患了50年痢疾，腹痛垂死，已备棺材。有人给他用延胡索治疗，每次吃延胡索面粉9克，用米汤送下，每日2次，结果1日后病痛即减半；又继续用此药调理即安（《本草纲目》）。

（2）黄蜡与阿胶各9克，放在一起煮化，再放黄连末15克，搅匀，分3次趁热服下（《本草纲目》）。

（3）黄连与乌梅各等份，加食盐炒至半焦状态，研成细末，每次6克，用小米汤送下，每日2次（《杨千子建护命方》）。

（4）白头翁与黄连各等量，晒干研成细末，每次用27克，放在醋中煮 5 分钟后，一次服下，每日 2 次，治赤痢久久不愈（《本草纲目》）。

（5）黄连末 1 两，鸡蛋清调和成饼，炙成紫色，制成末，加水 3 升，慢火熬成膏，每次 1 平匙，一日 2 次，温米汤送服（《胜金方》）。

（6）治疗湿热性慢性痢疾，《本草纲目》还推荐如下中药：青蒿（治冷热久痢，同艾蒿、豆豉水煎服）、山苏（制成细末服）、黄芩（治下痢腹痛时日很久，同芍药、甘草水煎服）、地肤子（与地榆、黄芩等量制末，服用）、绿豆（绿豆皮蒸食，治二三年赤痢）、豆腐（治休息痢）。以上诸药，用于水煎 6～12 克；用于散剂 3～6 克。

（7）治疗虚寒痢，《本草纲目》还推荐如下中药：甘草（治久痢，水煎服）、当归（治久痢，与吴茱萸等量，同炒，制末，制丸服用）、白术（治多年冷痢）、熟艾汁（同橘皮等量，制末，以米酒制丸食用）、破故纸（治久痢，胃虚）、鸡蛋（治久痢，醋煮食）；以上各药水煎剂量 6～12 克；丸、散剂量 3～6 克。

（8）没石子（治虚痢、血痢，没石子制末，以饭制丸食）、海桐皮（治久痢）、石灰（治十年血痢，白灰熬水，澄清后，饮用，每日饮 3 次）、五倍子（治久痢，半生半熟，制末，制丸食用），用量同（7）。

2. 非药物治疗

（1）针灸和拔火罐，效果都好。但是，必须坚持到完全治愈为止。

（2）睡觉时，左手捂在左侧中下腹部。

（3）拍打肚脐与脐上，每次拍打 100～200 下，每日 2 次。

3. 西医疗法简介

（1）呋喃唑酮（痢特灵）每次 0.1 克，每日 3 次，口服。

（2）诺氟沙星（氟哌酸）每次 0.2 克，每日 3 次，口服。

（3）环丙沙星（环丙氟哌酸）每次 0.25 克，每日 3 次，口服。

（4）吡哌酸每次 0.2 克，每日 3 次，口服。

（5）甲硝唑每次 0.2 ~ 0.4 克，每日 3 次，口服。

（6）红外线照射腹部。

4. 营养与饮食疗法

（1）多吃温补脾胃的食物，如早稻米、白面、扁豆、牛、羊、狗、鸡肉等。

（2）此病是一种慢性消耗性疾病，各种维生素与微量元素都有不同程度的缺乏。如果不及时补充，抗病能力必然下降，而且还可能引发各种营养缺乏性疾病。因此，既可从饮食上面补充各种营养，又可以从药物角度补充营养。

（3）黑豆、芝麻、麻仁子、豆豉、小豆花、赤小豆、豇豆、豌豆、白扁豆、丝瓜、木耳、冬瓜叶、柿子根、茄子根、杨梅（烧）、无花果、槐花等物，对慢性痢疾都有一定的治疗作用。但是，这些食材多数属于寒性，故虚寒比较明显的患者，应当慎用，或同时吃温热类食物。

5. 禁忌与注意事项

（1）慎用鞣酸蛋白等止泻药，以防闭门留寇。

（2）不要吃辛辣等对胃、肠道有刺激的食物。

（3）如果有怕冷、手足冷、面色苍白、血压低等明显阳虚体征，就要忌吃各种寒凉之类的饮食。如小米、荞麦面、香蕉、梨、柿子、茄子、土豆、芹菜、菠菜、乳制品、豆制品及兔、鸭、驴肉等，更不要吃冰制品及冰箱内食物。

（4）忌吃桃和山楂。

十八、胃痉挛

（一）疾病特点简介

胃痉挛，是由胃的某些疾病产生的一种症状，中西医对这一认识，大致相似。由胃痉挛引起的胃痛发病快，消失得也快，消失后基本不留任何不适。大致相当于中医的"去来心痛"，即所谓"心痛倏来倏止，甚则一日数十遍，饮食无碍，日夜不安"。

（二）治疗

1. 历代自疗简便名方

（1）郁李仁7个，放在嘴里嚼烂，用温开水送下去，每日可服3～4次（《本草纲目》）。

（2）马兜铃150克，放在大口瓶中，把瓶中马兜铃点燃，熏烤痛处（《本草纲目》）。

（3）丁香、香附、艾叶、椰子等药物，对胃痉挛性疼痛都有较好的治疗作用（《肘后方》）。

（4）五倍子焙干，研末，每次5克，米酒送服，治心腹痛（《邵真人经验方》）。

（5）山豆根，研末，每次6克，温水送服，治卒腹痛《本草纲目》。

2. 非药物疗法

（1）对疼痛部位拔火罐。

（2）针灸治疗（用泻法）。

（3）用力拍打胃区 100 次，可治疗胃痉挛。

3. 西医疗法简介

（1）阿托品 0.5 毫克，皮下注射；或口服阿托品 0.6 毫克。

（2）山莨菪碱每次 5 ~ 10 毫克，口服，每日 2 ~ 3 次。

（3）如果以上药物不能使胃痉挛缓解，可以用阿托品与盐酸吗啡联合肌内注射。但是，首先必须排除急腹症，因吗啡镇痛力量强，容易掩盖急腹症体征而误诊。

4. 营养与饮食疗法

镁与钙都有缓解胃痉挛的作用，可以多吃钙与镁含量高的食物。这些食物主要有虾皮、骨头汤、豆制品、菠菜等。

5. 禁忌与注意事项

（1）平时注意调节情志，少生气和烦恼。

（2）不吃辛辣食物，因对胃肠有刺激的食物可诱发胃痉挛的发生。

第二章

传染性疾病

一、流行性腮腺炎

（一）疾病特点简介

传统医学叫痄腮，以两侧腮腺红肿为特征。西医学认为是病毒感染，可单侧发病，亦可双侧发病，即使不治疗，10日左右也会自行痊愈。与化脓性腮腺炎不同。

（二）治疗

1. 历代自疗简便名方

（1）取仙人掌适量，捣烂如泥，敷在红肿部位，可以使病情减轻或缩短病程（《本草纲目》）。

（2）取中成药金黄散适量，用酒精或白酒调成糊，外敷肿痛的腮腺部位，也可以缩短病程。

（3）红小豆粉，用蜜调成糊，外敷在红肿的腮腺部位（《范汪方》）。

（4）玄参、板蓝根、黄芩、夏枯草等中药对流行性腮腺炎也有治疗作用（《本草纲目》）。

（5）鲜黄柏树叶榨出的汁200毫升，蚯蚓200克，二药混合，调成糊，外敷在病腮上，加盖敷料包扎固定，治急性腮腺炎（《本草纲目》）。

（6）大黄制成细面50克，用食醋调成稠糊，外敷病腮（《本草纲目》）。

2. 非药物疗法

（1）挖掘 1.5 米以下的地下白土，调成糊，敷于病处，可以缩短病程。

（2）针灸也可以缩短病程。

3. 西医疗法简介

以支持疗法为主。可以静脉注射维生素 C，或口服维生素 C，每次 500 毫克，每日 2 次。

4. 营养与饮食疗法

（1）由于咽部红肿、疼痛及狭窄，因此需把猪瘦肉、蛋、奶等高营养食物，通过流食的方法进食。

（2）尽量食用偏于寒性的食物，如小米、荞麦、菠菜、西瓜、甜瓜、冬瓜、土豆、茄子等。

5. 禁忌与注意事项

忌吃一切偏于热性的食物，如辣椒、茴香、香菜、胡椒、大料、桂皮、蒜薹、葱、蒜、杏、桃、荔枝、桂圆、鱼类、鸡、牛、狗、羊，以及扁豆、豇豆、芋头、地瓜、白面、高粱米、蚕豆、酒、粽子、白菜、萝卜、油菜、山药、南瓜等。

二、急性咽喉肿痛

（一）疾病特点简介

　　急性扁桃体炎，是扁桃体急性细菌感染，以扁桃体红、肿、热、痛为特征的疾病。起病急，畏寒，发热，头痛，乏力，咽部热痛，吞食食物时加剧，两侧扁桃体又红又肿，表面有黄白色脓点。急性期间如果不彻底根治，就可能变成慢性，并反复急性发作。

（二）治疗

1. 历代自疗简便名方

　　（1）新鲜牛膝 18 克，新鲜艾叶 18 克，放在一起捣烂后，榨取药汁；再用少量人奶，趁温与药汁混合。把此药液灌入鼻腔内，便会有痰涎从鼻子中流出，病势就会好转（《本草纲目》）。

　　（2）牛蒡子与马蔺子各等份，研成细末，每次 10 克，每日 2 次，如果悬雍垂肿胀较重，再加入等量甘草末。三种药一起用水煮 10 分钟，药与水一起服下（《本草纲目》）。

　　（3）牛蒡子、瓜蒌皮、麦冬等药也对此病有较好的疗效。

　　（4）鲜桔梗 1000 克，捣烂榨汁，每次服 40 毫升，每日 2 次。忌吃辛辣食物（《千金方》）。

　　（5）鲜吴茱萸 60 克，捣烂成泥，敷在双足心上，每日换 1 次（《集简方》）。

（6）全麦面粉 100 克，用食醋把面粉调成生面糊，摊在布上，外敷在喉骨处皮肤上，包扎固定（《普济方》）。

（7）用降火法治疗扁桃体炎，《本草纲目》还推荐如下中药：桔梗（治扁桃体炎，水煎服）；玄参（治急性咽喉肿痛：与苍耳子等量，制末，食用）；牛蒡子（同马连子等份，研末，食用）；鲜牛蒡根（榨汁服用，每次 15 毫升）；鲜射干（治喉痹咽痛：榨汁，每次 10 毫升）；栝楼皮（治咽喉肿痛，声音嘶哑：同僵蚕、甘草，等量，制末，服用）；通草（治咽喉肿痛：口含，生液，咽下）；灯心草（治咽喉肿痛：灯心草烧灰，与等量盐粉混合，用纸筒吹到咽喉红肿处）；葛蔓（治扁桃腺肿：葛蔓烧灰服用）；木通（治咽喉肿痛：煎水，小量频含，咽下）；苦药子（水煎服）；黄檗（用米酒煮汁，小量频含咽）；盐（盐粉点红肿处）。以上诸药，水煎每次用量，6～12 克；散剂每次用量，3～6 克。

（8）治疗风痰咽喉肿痛，《本草纲目》还推荐如下中药：羌活（同牛蒡子等量，水煎，服用）；半夏（治喉肿不通：半夏研粉，吹入鼻腔）；芥子（制成末，水调糊状，外敷喉部皮肤）；巴豆（巴豆烧烟熏，纸卷塞鼻）；皂荚（治急性咽喉炎：制末，点红肿处）；白矾（生含，可治急性咽喉肿痛；巴豆同枯矾，制末，点肿痛部）；硇砂（治咽喉肿痛：用绵布裹硇砂含）；白僵蚕（治急性咽喉肿痛：制末，用姜汁调灌）；青鱼胆汁（口含，渐咽）。以上诸药，水煎每次用量 6～12 克；散剂每次用量 3～6 克。

2. 非药物疗法

（1）用中指与食指的第二节蘸水，在咽部皮肤揪痧，直揪至皮肤变为深红色为止。揪痧后病情会有很大改善。

（2）在颈部两侧拔火罐。

（3）针刺疗法。刺少商、合谷、天突、大椎等穴。

3. 西医疗法简介

（1）每次用 200 万单位青霉素，加入生理盐水，静脉滴注。

（2）可以选服如下消炎药：①红霉素口服，每次 0.25 克，每日 3 ~ 4 次；②强力霉素口服，每次 0.1 克，每日 2 次；③复方磺胺甲噁唑片口服，每次 1 克，每日 2 次；④阿莫西林口服，每次 0.3 ~ 0.6 克，每日 3 次。

4. 营养与饮食疗法

（1）多吃维生素 C 含量高的食物。这些饮食又必须是偏凉性的，如芦笋、草莓、绿花椰菜、番茄、菠菜、猕猴桃、苦瓜、白菜、牛奶、芹菜等。

（2）多吃锌含量高的食物，如牛奶、全麦面食、芝麻、香菇、大豆、肝、麦芽、蛋、芹菜、猪肉、蟹、莴苣等。

（3）吃流食。

（4）吃偏凉性饮食，如小米、荞麦、黄瓜、茄子、土豆、薏苡仁、豆制品、乳制品、绿豆芽、黑大豆、苋菜、马齿苋、菠菜、蘑菇、金针菇、紫菜、竹笋、苦瓜、芹菜、生菜、山楂、金橘、甜瓜、西瓜、猕猴桃、蟹子、蚌、蛤、海参、兔肉、鸭肉、驴肉、猪肉、茶、食盐、井水等。

5. 禁忌与注意事项

忌吃一切热性助火食物，如辣椒、胡椒、葱、蒜等辛辣食物；韭菜、蒜薹、香菜、桃、杏等热性食物；牛、羊、鸡、狗、鱼等助火性肉类食物。

三、瘰疬(颈淋巴结结核)

（一）疾病特点简介

颈淋巴结结核的病原菌是结核杆菌，当结核杆菌侵犯颈部淋巴结时，就会引起淋巴结缓慢肿胀（不痛不红）。破溃后久久不能愈合，西医学称之为寒性脓疡，民间叫老鼠疮。

（二）治疗

1. 历代自疗简便名方

（1）白鲜皮9克，加水500毫升，慢火煮30分钟，滗出药汁，趁热服下，每日2次。如果服后发生了呕吐，效果最好。15日为1个疗程（《陈延之小品方》）。

（2）蓖麻子炒后去皮，每次睡前嚼吃3粒，直到病愈（《阮氏经验方》）。

（3）将新鲜的芫花捣碎榨汁，每次服1毫升。如果服后发生呕吐效果更明显，每日2次（《濒湖集简方》）。

（4）月季花（全花朵晒干）6克，沉香15克，芫花1.5克，将三药研磨成细面，塞进大鲤鱼腹内，用鱼肠封口，加酒和水各一半。煮熟，药与水一起服下，每日1次（《谈野翁试验方》）。

（5）壁虎 60 克，焙干制面，每次 1 克，每日 2 次，温开水送服，治疗颈淋巴结结核初发（《本草纲目》）。

（6）玄参 500 克，放入白酒 6000 毫升中浸泡 4 天后，每次饮 30 毫升，每日 2 次，15 日为 1 个疗程（《开宝本草》）。

（7）颈淋巴结结核内治，《本草纲目》还推荐如下中药：夏枯草（水煎服，或熬成膏药贴）；海藻（用海藻泡酒，每日饮 1 两）；野菊根（捣碎，泡酒，每日饮 1 两；野菊根捣烂外敷，甚效）；蓖麻子（每夜吞食三四枚）；白鲜皮（水煮，饮汁）；荆芥（煮水，洗疮）；皂角子（醋煮食，每次 2 钱）；桑葚汁（熬膏汤内服，每次食 1 匙，一日 2 次）；白僵蚕（制成末，每次食五分，1 日 2 次，1 个月为 1 个疗程）；牡蛎粉（同玄参，制末，制丸服）；蜗牛壳（治小儿瘰疬，用牛奶浸泡后，晒干，炒过，与大黄等量研末，服用）。以上诸药，水煎剂用量 6 ~ 12 克；散、丸剂一次用量 3 ~ 6 克。

（8）颈淋巴结结核外治，《本草纲目》还推荐如下中药：山慈姑（制成末，用酒调成糊状外敷）；半夏（同南星等量制末，用鸡蛋清调成糊状，外敷）；草乌头（同木鳖子等量，酒浸汁，外涂）；猫眼草（熬膏，外敷）；商陆（鲜商陆，切片垫病灶上，加以艾灸）；车前子末（与乌鸡屎调和外敷）；鲜青黛（同新鲜马齿苋，捣烂外敷）；芥子末（醋调，外涂）；山药（同蓖麻子等量，捣烂外敷）；桃白皮（贴）；蝼蛄（同丁香烧炭，制末，水调糊状，外敷）；穿山甲（治溃烂，烧炭，制末，水调糊状，外敷）；蛤蟆（烧成炭，制成末，水调糊，外敷）；蜂房（烧成炭，制成末，用猪脂肪调成膏，外敷）；狐头骨（同狸头骨，烧成炭，制成末，水调糊，外敷）。

2. 西医疗法简介

（1）链霉素每次 0.5 克，每日 2 次，肌内注射。

（2）异烟肼（雷米封）口服，每千克体重 5 毫克，每日分 2 ~ 3 次服用，连服半年。

（3）利福平空腹口服，每日 0.45 ~ 0.6 克，每日 1 次，6 个月为 1 个疗程。最好与其他抗结核药合用。

（4）在结核肿胀初、中期，可用异烟肼注射液，在四周组织封闭。

3. 营养与饮食疗法

（1）结核病是一种慢性、消耗性疾病，因此应增强营养。既补充营养的损耗，又增强对疾病的抵抗力。

（2）口服维生素 C、维生素 D、维生素 E 等，以增强抵抗力。

4. 禁忌与注意事项

不可自己弄破，以免破溃后久久不能封口。

四、皮肤结核（包括乳腺结）

（一）疾病特点简介

皮肤结核，是结核杆菌感染皮肤而引发的疾病，多发于颈、腋、胸、腹等部位。开始呈无痛性深处硬结，硬结逐渐增多、增大，融合成块，中央逐渐坏死，最后形成溃疡，或瘘管，排出干酪状稀薄液体，全病程不红不痛。

（二）治疗

1. 历代自疗简便名方

（1）蛇蜕（蛇皮），用水泡后，敷在皮肤结核上，每日换1次（《千金方》）。

（2）夏枯草熬成膏，敷在皮肤结核上，同时口服夏枯草膏，每次6克，每日2次（《本草纲目》）。

（3）白僵蚕研成细粉，每次服1.5克，每日1次（《本草纲目》）。

（4）晒干的菊花根500克，制成粗末，放入3000毫升酒里浸泡4日后，每次饮50毫升，每日2次（《本草纲目》）。

（5）昆布晒干200克，制成粗末，浸泡在1000毫升酒中4日后，滤出酒汁，分装在小瓶里，放在身旁，不时含1口，轻漱2分钟后咽下去，15日为1个疗程（《圣惠方》）。

（6）苦参400克，加入4000毫升白酒里浸泡4日后，每次饮50毫升，

1日2次（《肘后方》）。

2. 非药物疗法

（1）针刺膻中、足三里、合谷、三阴交、肺俞等穴。

（2）经常参加体育锻炼，以增强抵抗疾病能力，如每日步行5000～10000米，或等量运动。

3. 西医疗法简介

（1）链霉素每次0.5克，每日2次，肌内注射。

（2）异烟肼每次每千克体重5毫克，口服，每日1次，连服6个月。

（3）利福平每日0.45～0.6克，空腹口服，每日1次。单一抗结核药物，容易引起抗药性。因此，两种以上抗结核药合用效果较好。

4. 营养与饮食疗法

（1）此病是慢性、消耗性疾病，容易造成营养不良。因此，在饮食上应当增加营养，各种营养丰富的食物都可以吃，基本上没有什么限制。

（2）应该额外补充维生素C、维生素D、维生素E与锌、钙。

5. 禁忌与注意事项

皮肤结核性脓肿破溃后，不容易封口，没有医生指导不要弄破，一旦弄破可用菊花的根外敷。菊花根适量，与白糖混合，捣成糊，敷在溃疡处。包扎固定好，使药与疮口紧密结合，3～4日换药1次，很快就会封口痊愈。

五、蛔虫病

（一）疾病特点简介

蛔虫病是因为手或所吃食物等与土壤接触时，沾染上了蛔虫的虫卵，吃饭前又不洗手或洗手不干净，再用手拿食物吃的时候，把虫卵吃进体内而发病。蛔虫卵在肠道育化 20 ～ 30 天，就变成成虫。蛔虫在体内存活 1 年左右。

儿童感染率高，被感染后会出现各种消化道症状，如呕吐、腹泻、便虫、吐虫等，蛔虫逆行还可能引发阑尾蛔虫病、胆管蛔虫病及蛔虫梗塞等疾病。

（二）治疗

用西药驱虫药，效果都很好；传统疗法，效果不如西药。

1. 历代自疗简便名方

（1）龙胆草身 30 克，除去头根，加水 500 毫升煎煮，煮沸 20 分钟后，滗出药汁顿服，治蛔虫攻心（胆管蛔虫病）。

（2）鲜熟的艾叶 100 克晒干，加水 1000 毫升煎煮，煮剩 600 毫升时，滗出药汁顿服，治疗蛔虫心痛（《肘后方》）。

（3）旧历 7 月 7 日前后采刺蒺藜，晒干烧成灰，每次服 3 克，治疗蛔虫心痛（《外台秘要》）。

（4）漏芦细末，每次服 2 克，驱蛔虫（《外台秘要》）。

（5）使君子制成细末，傍晚吃1克，用米汤送服，治小儿便蛔虫（《全幼心鉴》）。

（6）《本草纲目》还推荐如下中药：鹤虱（杀蛔虫：鹤虱制末，用猪肉汤送服）；灯笼草、瞿麦、白芨（治疗蛔虫症，炒，制末，食用）；大麻子（同茱萸根，水浸一日，服水）；槐耳（烧焦，制末，白水送服）；蜀椒（蛔虫症，疼痛：炒后，酒浸，饮酒）；乌梅（有安蛔作用：水煎服）；乌药（驱蛔虫：水煎服）；楝白皮（杀蛔虫：制末，服食）；雄黄（治虫痛吐水：醋煎服）；蜂巢烧灰（米酒送服）；鸽屎（驱蛔虫：烧成灰，水送服）；鸡蛋白（驱蛔虫：与醋同服）。

2. 西医疗法简介

（1）阿苯达唑（肠虫清）。成人每次服0.4克，12岁以下儿童用量减半。

（2）左旋咪唑（驱虫速），成人每千克体重服2毫克，小儿每千克体重服3毫克。

（3）枸橼酸哌嗪（蛔虫灵），睡前顿服，成人每日3～4克，连服2～3日；儿童每日0.1～0.16克/千克体重，睡前顿服，连服2日。

3. 禁忌与注意事项

注意个人卫生，饭前便后要彻底洗手。

六、病毒性感冒

（一）疾病特点简介

中医学认为，风、寒、暑、湿、燥、火六淫之气侵犯人体，都可能引发感冒。其中风寒型，四季都可能发生，主要表现为畏寒、头痛、身痛、流涕、喷嚏、咳嗽等症状，暑湿感冒，多发生在夏季，除了一般感冒症状外，头沉身重为突出特点；燥气引发的感冒，多发生在秋天，以干咳、咽痛、胸痛等症状偏重。西医学认为，普通感冒，是由病毒感染导致的。成人患此病症状较轻，老人与少儿症状偏重。

（二）治疗

1. 历代自疗简便名方

（1）生姜20克，水煮30分钟，服后以全身微汗即可，不宜出大汗。注意保暖和休息，常常1剂痊愈。主治风寒感冒（《本草纲目》）。

（2）葱头7个（中等大小），陈皮9克，加水400毫升，煮15分钟，服后发汗。主治风寒感冒（《本草纲目》）。

（3）桂花与广东茶各等量混合，用开水冲泡，当茶饮，不限量，每日数次（《本草纲目》）。

（4）大蒜4头，温水250毫升，冰糖25克，浸泡6小时后，煮沸放凉后温服（《本草纲目》）。

（5）白芷 30 克，甘草 15 克，生姜 9 克，葱白 30 克，大枣 2 枚，豆豉 30 克。以上诸药加水 500 毫升煎煮，煮剩 250 毫升时，顿服发汗，治初期风寒感冒。倘若未出汗，4 小时后再服 1 剂（《卫生家宝方》）。

（6）白芷 30 克，荆芥穗 30 克，二药混合制成细面，每次 6 克，用白开水冲服，治风寒流涕（《百一选方》）。

（7）香薷制成细面，每次 6 克，用热酒 60～100 毫升调服发汗，治早期四季伤寒，倘若发汗不理想，4 小时后再服 1 剂（《卫生易简方》）。

（8）石膏 9 克，川芎 9 克，菊花 9 克，3 种药混合制成细末，每次 5 克，用温茶水送服，一日 2 次，治伤寒高热（《本草纲目》）。

2. 非药物疗法

（1）在乡村，捋痧法最常用（与刮痧相似），用双手从中间向两侧捋，或从两侧向中间挤，直至皮肤深红为止。常取大椎穴、肺俞穴、太阳穴、额部或前胸。

（2）拔火罐，一般多从后背取穴，如大椎、肺俞等。

3. 西医疗法简介

（1）对症疗法：头痛或周身痛，用阿尼利定等；也可用含有氯苯那敏的感冒药。

（2）利巴韦林（病毒唑）每次 0.3 克，每日 3 次，连服 3 日。

（3）感冒数天后，如果病情不减，尽快查血常规。如果白细胞高，就要用抗生素。

4. 营养与饮食疗法

感冒期间可补充维生素 C、维生素 E、维生素 B_2、维生素 B_1、锌及赖氨酸等。

5. 禁忌与注意事项

风寒感冒，初期饮食，以偏温为主，避免吃寒凉食物。风热感冒可以吃寒凉食物。这时用盐水就会起到治疗的作用。

七、急性痢疾

（一）疾病特点简介

突然出现阵发性腹痛、腹泻，开始时排出少量粪便，以后转为白色胶状黏液伴有血丝，继而变成鲜红胶冻样，每天十多次，里急后重，或伴有发热、四肢发凉。

（二）治疗

1. 历代自疗简便名方

（1）黄连1两，水500毫升，煎至200毫升，滗出水，露天放置一宿，空腹热服，治热毒血痢（《胜金方》）。

（2）黄连2两，当归1两，合一用瓦焙焦，制末，每次吃2钱，陈米米汤送服，治热毒血痢（《本事方》）。

（3）黄连2两，米酒300毫升，煮至60毫升，滗出酒汁，一次服下，不见效可以再服，治下痢腹痛，赤白痢下，一日十数次，脐腹绞痛（《肘后方》）。

（4）白头翁2两，黄连、黄檗、秦皮各3两，水1000毫升，煮至500毫升，滗出药汁，分2次服，治热痢里急下重，不愈再服（《仲景金匮玉函方》）。

（5）胡黄连、乌梅肉、灶下土等份，制末，每次3钱，茶水送下，治血痢不止（《普济方》）。

（6）治疗急性痢疾，《本草纲目》还推荐如下中药：莱菔子（治下痢，里急后重）；青木香（治下痢，腹痛）；槟榔（治下痢，里急后重）；葱白（治下痢、腹痛，煮粥食）；栀子（主治下痢，里急后重）；黄土（治热毒痢疾，用水煮，饮用澄清之水）；木鳖子（6个，研成末，用热面饼，挖孔，用半份药末，放入热饼孔中，热贴脐上，稍后再换）。

2. 非药物疗法

（1）冰敷小腹。

（2）针灸疗法。主穴：足三里、天枢、止泻的穴位（关元上五分）；配穴：里急后重，配阴陵泉、大肠俞。

3. 西医疗法简介

（1）吡哌酸，口服：成人每日1.5克，分3次吃。

（2）萘啶酸，口服：成人每日1克，分数次吃。

4. 禁忌与注意事项

忌吃辛辣及温热类食物，如鸡肉、羊肉、狗肉、淡水鱼、桃、杏、荔枝等食物。

忌吃一切温补类药物，多吃一切寒凉类食物，如豆腐、黄瓜、茄子、土豆、苦瓜、菠菜等。

第三章

神经系统疾病

一、盗汗症

（一）疾病特点简介

盗汗是指在睡眠中出虚汗。这是中医所说的阴虚证中的一个重要体征。阴虚证还有全身虚弱、五心烦热、怕热喜凉等症状。肺结核病的特点之一也是盗汗。故凡有盗汗现象，都应当做X线胸部透视。

（二）治疗

1. 历代自疗简便名方

（1）朱砂1.4克，白芷9克，用水煮30分钟，去药渣，服药汁，每日2次（《本草纲目》）。

（2)用自己的唾液，把五倍子粉面调和成糊，填在脐窝中,用胶布固定,效果很好（《集灵》）。

（3）艾叶、乌梅、茯神各6克，用水煮15分钟，去渣，服药汁，每日2次（《本草纲目》）。

（4）豆豉、防风、龙骨粉、麻黄、黄花等都有止盗汗作用。

（5）龙胆草100克，制成细末，每次4克，用温开水送服，每日2次。

（6）白芷30克，辰砂15克。两药混合制成细末，每次4克，用温酒送服，每日2次。

（7）《本草纲目》还推荐如下中药：韭菜根（治盗汗，用50根韭菜根，水煎服）；茯神（治虚汗，茯神与乌梅，等量，水煎服）；吴茱萸（治产后盗汗恶寒）；牡蛎粉（治虚劳盗汗，同黄芪、麻黄根等量，水煎服；治产后盗汗，与麦麸炒后，研成末，用猪肉汤送服）；龙骨（治夜里睡卧惊汗）；防风（治盗汗，与人参、川芎，制末服）；龙胆（治盗汗，制成末，用米酒送服）；豆豉（治盗汗，制末，用米酒送服）；经冬不落之桃（治盗汗，同霜、梅、灯心水煎服）；经霜桑叶（治盗汗，制末，食）。以上诸药，煎剂用量 6～12 克；丸、散用量 3～6 克；因为以上药物皆无毒性，重症者可以适当加大用量。

2. 非药物疗法

（1）中医学认为，诸汗皆为虚。盗汗也是由体质虚弱引起的，只要加强锻炼，体质增强了，盗汗就会自愈。最简便的方法是散步，如果早晚各散步 60 分钟以上，几个月以后，由于体质健康情况得到改善，盗汗问题就会自止的。

（2）每天午后 5～7 时，做一次静功，疗效很好。其做法如下：在酉时，做功前，首先在地上走 10 分钟踏絮步，脚落地时，如踏在棉絮上，轻抬脚，轻落步；10 分钟后，轻轻坐在预先铺好的座位上。坐好后，两眼微睁，似看非看的面对墙壁，一直"看"下去，思想溜走了再找回来。每次做功 30～60 分钟；然后搓脸和干梳头各 30 次（用手指梳头）。3～4 个月之后，不仅盗汗止住了，体质也会强很多。

3. 西医疗法简介

西医学把此病列入亚健康或神经官能症之列，多从调节神经入手去治疗。

4. 营养与饮食疗法

（1）盗汗者，偏于虚热。饮食上要多吃偏阴凉的食物，如小米、荞麦面（本身就有养阴止汗的作用）、豆制品、酱、黑大豆、小麦粥、紫菜、木耳、蘑菇、百合、竹笋、猕猴桃等，都有不同程度的阻止盗汗作用。

（2）盗汗是一种慢性消耗性疾病。因此，各种营养如维生素、蛋白质、微量元素都应当适当补充。其中维生素 B_1、维生素 B_2、维生素 P、维生素 E 及钾、钠、锌等都要列入重点补充之列。

（3）韭菜根煮粥喝（每次用 50 根），有止盗汗作用。

5. 禁忌与注意事项

（1）由于盗汗发生于虚热，饮食上必须禁忌助热之类食物，如五辣（辣椒、胡椒、蒜、葱、韭菜）、五热肉（牛肉、羊肉、鸡肉、狗肉、鱼肉等）。

（2）最好不在早晨（5～7时）练养生功和瑜伽，因为这个时间阳气正盛，在这个时间练功会增热。

二、虚证与自汗

（一）疾病特点简介

这是一种阳气虚损或者阴阳俱虚而产生的症候。稍动就出汗，或稍热就出汗，或即使不动也虚汗自出。平时总是畏寒、多汗，出汗后，全身自觉很冷，容易疲倦，面色苍白，腰膝酸软，性功能减退，血压偏低，极易外感风寒等。

（二）治疗

1. 历代自疗简便名方

（1）人参3克，黄芪9克，用水煮20分钟，服药汁，每日2次；或者人参1份，黄芪3份，用白酒浸泡（药平酒面），每日喝30～50毫升。如出现鼻出血或火大，必须停喝。

（2）将适量何首乌研磨成末，用酒调和成糊，外敷在肚脐上，固定好，隔1小时向药上滴1次酒（《集简方》）。

（3）人参20克，当归20克，猪肾2个。以上3味加水800毫升炖煮，当煮剩400毫升时，捞出猪肾，一次性吃完。另外，把人参与当归捞出，晒干，制成细面，再加入熟山药60克，混合捣成烂泥，制成绿豆大药粒，每次50粒，每日2次。

（4）浮小麦15克，防风9克，一同加水300毫升煎煮，当煮剩150

毫升时，滗出药汁，分2次服，早晚各1次。

（5）治疗自汗不止方：把白术100克制成细面，每次服3克，每日2次。少吃水果。

（6）治老年虚汗症方：小麦15克，黄芪9克，白术9克，一同加水400毫升煎煮，当煮剩200毫升时，滗出药汁，分2次服，早晚各1次，每日1剂。

（7）治虚汗无度方：麻黄根60克，黄芪60克，浮小麦60克。3药混合制成细面，再用面粉稀糨糊调和药面，制成梧桐子大药粒，每次服60粒，1日2次。

（8）《本草纲目》还推荐如下中药：黄芪（养气，止汗）；地榆（止自汗）；附子（治疗亡阳自汗）；何首乌（治自汗，鲜何首乌捣烂，贴肚脐）；糯米（同麦麸，炒后，制末服）；茯神（治虚汗，与乌梅，水煎服）；牡蛎粉（治阴虚自汗，与麻黄根水煎服）；防风（治自汗，制末服）；荆芥（治疗见冷风出汗，水煎服）；黄连（降心火，止汗）；胡黄连（治小儿自汗）；盐麸子（有收汗功能）；其他如当归、地黄、白芍药、小麦、麸麦、面粉等都有止汗作用。以上诸药，水煎用量6～12克；丸、散用量3～6克。以上各药皆无毒性，重症者可以适当加大用量。

2. 非药物疗法

（1）虚汗既然是由阳虚引起的，在生活中就应当多做补阳的活动。最简单易行的方法就是坚持不懈地锻炼身体，既可以补阳，又可以补阴。最常用的方法是散步，每日散步2～3小时，分几次走。做其他运动，也应当参照这个运动量。

（2）阳虚者，必须节制性生活。30岁以上，每周可性交1～2次；40岁以上，每10日1次；50岁以上，每20日1次；60岁以上，3～6个月1次。当病痊愈之后，性生活可以适当增加。

（3）养生守元法。本法必须与节制性生活同时进行，如早晨醒来时，先不要起床，披衣坐在床上，双眼睑下垂，不要闭死，留一缝隙看鼻尖，心里想着肚脐以下的腹内，如果意识跑了，再收回来。每天做功 40 ~ 60 分钟，3 个月后，不但虚汗自止，健康情况也会大有改观。

3. 西医疗法简介

西医学认为，虚汗属于亚健康或自主神经功能紊乱范畴。如果血糖低，可以给予高渗糖；如果血压低，可以临时给点麻黄碱。但是必须有医生指导。

4. 营养与饮食疗法

（1）饮食中也有抑制虚汗的食物，如糯米、粳米粉、羊胃、牛和羊脂肪、猪肝、糍粑等。

（2）汗多时，许多营养物质消耗过多，必须补充。维生素 B_6、维生素 B_{12}、铁、钾、锌、赖氨酸等，对治疗虚汗有辅助作用，应当额外补充一些。

5. 禁忌与注意事项

阳虚型虚汗，多由消耗性疾病、性生活频繁，以及七情六欲不节而引发。因此，调治虚汗症必须注意如下事项。

（1）不吃或少吃寒凉类伤阳食品，如冰制品、冰箱内食物、凉饭菜、菠菜、梨、香蕉、茄子、西瓜、甜瓜、鲜枣、黄瓜、小米、荞麦面、豆制品及鸭肉、兔肉、驴肉等。

（2）节制性生活。

（3）节制七情六欲。

（4）防止四季寒、风、湿等外邪侵犯。每个季节，要比平常人多穿些衣服，但是不要过厚。

三、健忘

（一）疾病特点简介

　　中医学常把健忘单独列为一种疾病，西医学却仅把健忘看作一种症状。许多疾病，尤其是慢性消耗性疾病，都可能引起记忆力减退。其特点却很简单，主要为好忘事。

（二）治疗

1. 历代自疗简便名方

　　（1）治疗气虚（虚寒）引起的健忘，人参 3 克，用水煮 30 分钟，分 2 次将药液与药渣一起吃完（用白酒浸泡人参酒常喝）。

　　（2）甘草末，每次 4.5 克，有安神和增强记忆力作用。

　　（3）用猪油炸人参，每次服 3 克，每日 2 次。有开心智、增强记忆力作用。

　　（4）石菖蒲研成细面，每次 6 克。久服，可不忘不惑。

　　（5）淫羊藿末，每次服 6 克，每日 2 次。治中老年健忘。

　　（6）治疗阳虚型健忘，以补阳为主，可选金匮肾气丸等药。

　　（7）治疗健忘，《本草纲目》还推荐如下中药：远志（定心、肾之气，益智仁，制成末，米酒送服）；仙茅（久服，强记聪慧）；丹参（有增强记忆作用，制末，常服）；当归（有增强记忆作用，制末，常服）；地黄（有养血安神作用）；山药（有镇心神，安魂魄，疗健忘，开达心窍，多记事功用，需常吃、久吃）；龙眼（安志强魂，主思虑伤脾，健忘怔忡。可以天天吃少量鲜品）；莲实（有清心安神，增强记忆作用，制末，久吃）；乳香（同沉香、茯神，制丸吃，治心神不足，心肾不济，健忘惊悸）。其他如茯苓、柏子、酸枣、六畜心脏等都有增强记忆作用。

2. 非药物疗法

（1）绝大多数健忘症，都是慢性消耗性疾病引起的。体育锻炼能强身健体，绝大部分慢性疾病都可以通过体育锻炼而康复。因此，只要坚持不懈地加强体育锻炼，健忘问题就可以基本得到解决。

（2）常修炼清净与虚静功，如果能坚持不懈，都会使记忆力获得增强。

（3）天天吃龙眼肉，每日 60 ～ 100 克，可提高记忆力。

（4）每天傍晚嚼吃柏子仁 3 克，治失眠健忘，1 个月为 1 个疗程。

（5）莲子 30 克，薏苡仁 100 克，共煮粥，每日 1 次，可以长期食用，治脾湿健忘。

（6）黄精 90 克，枸杞子 90 克，茯苓 90 克，山药 90 克。将 4 种药混合制成细面，用水调和药面，制成梧桐子大药粒。每次 30 粒，每日 2 次，用米汤送服；主治阴虚性失眠健忘。

3. 西医疗法简介

（1）因为经常失眠而引起健忘，可服用一些助眠类药，如地西泮，每次睡前吃 5 ～ 10 毫克。

（2）如果是因为慢性疾病引起的健忘，治疗与健忘有关的疾病。

4. 营养与饮食疗法

（1）如果是由阳虚引起的健忘症，就要多吃养阳类食物（阳虚主要表现为怕冷，四肢偏冷，无力，血压低等），这类食物主要有：牛肉、狗肉、羊肉、鸡肉及桂圆、荔枝等食物。如果因为阴虚（主要特征：四肢五心烦热、心跳快、怕热、烦躁等），就要多吃养阴类食物，这类食物主要有：乳类、豆制品、荞麦面、小米、猪肉、木耳、蘑菇等。

（2）许多食物本身就有增强记忆力的作用。《本草纲目》中认为龙眼、酸枣、六畜心脏等，都有增强记忆力作用。

（3）尼克酸（维生素 B_3）、维生素 B_{12}、锰、钾、锌等，都有增加记忆力的作用。含尼克酸多的食物主要有蘑菇、绿花椰菜、乳酪、蛋、鱼、奶等；含维生素 B_{12} 多的食物主要有乳酪、蚌、蛋、肝、奶、海鲜、牛肉、鸡肉等；含钾多的食物主要有海鲜、鱼肉；含锰多的食物主要有核类果、种子、蛋黄、海鲜等；含锌多的食物主要有全麦粉、牡蛎、海鲜、芝麻等。

（4）山药 1 份，大米 2 份，煮粥，主健忘、开心窍。

5. 禁忌与注意事项

（1）阴虚健忘症，不可吃伤阴类的热性食物。

（2）阳虚健忘症，不可吃伤阳类的寒凉性食物。

四、失眠

（一）疾病特点简介

　　失眠是以神经系统疾病为核心的许多疾病的一种症状，许多疾病都可能引起失眠。虽然它只是一个症状，但是它确实给很多人的身心造成不小的伤害。世界卫生组织还为失眠专设了失眠日。因此，我们也把"失眠"当作独立疾病来研究，多介绍一些行之有效的防治方法。

（二）治疗

1. 历代自疗简便名方

　　（1）灯心草10克，每天用开水浸泡，当茶饮。治失眠有良效（《本草纲目》）。

　　（2）半夏9克，黏高粱米50克。用河水500毫升，浸泡半小时，再用苇子火，慢火煮30分钟。取药汁饮之，即得卧。治阴虚阳盛失眠（《本草纲目》）。

　　（3）中药中的酸枣仁、柏子仁、远志、合欢皮、夜交藤、朱砂、茯神、珍珠、慈石、琥珀等，都有很好的助眠与催眠作用。

　　（4）每晚睡前一小时，嚼吃甘蓝子6~9克。有助眠作用。

　　（5）麦冬9克，加水100毫升煎煮，煮剩50毫升时，滗出药汁，在睡前1小时服用。适用于阴虚性失眠。

（6）郁李仁细末，每次5克，睡前用米酒送服，治心悸失眠。

（7）茯神30克，制成细末，每次4克，傍晚用米酒送服，治心虚失眠。

（8）有助眠作用的，《本草纲目》还推荐以下中药：地黄（助心胆气，有助眠作用，可与其他安神药合用）；大豆（日夜不眠，以新白布作垫，炙热熨目，热度以舒适为度；并以蒸半熟的大豆作枕）；苦竹笋（有助眠作用，可以炒菜食用）；蕨菜（有助眠作用，可以做菜食用）；乌梅（有助眠作用，可以天天煮水饮）；榆荚仁（有令人多睡作用，作糜羹食）；大枣（治烦闷不眠，同葱白煎服）；木槿叶（有助眠作用，炒后，水煎服）；松萝（去痰热，令人得眠）；乳香（活心血，治不眠）；其他如知母、牡丹皮、紫英石、蜂蜜、白鸭肉、马头骨灰等都有助眠作用。以上诸药，药食两用品类，可按食品计量，无毒性，可以适当加量；水煎用量6～12克，丸、散用量3～6克。

2. 非药物疗法

对于失眠者，应当首先找出失眠的原因，或被七情（喜、怒、忧、思、悲、恐、惊）所伤，或被实质性疾病所干扰。因病施治，才能取得良好的效果。如果因为情志不遂而失眠，最好请心理医生给讲一讲，想通了就可以睡好觉了；如果因实质性疾病的干扰，解决了实质性疾病就不会失眠了。

（1）养生催眠法：在睡前半个小时，停止一切较重的体力活动和思维活动。可在地上走猫步，方法是穿软底拖鞋，轻抬腿，轻落脚。脚步声音最好连自己也听不到；然后把灯光调暗，但不要关灯，轻松地坐到凳子上或沙发上，呆呆望着前方的物件，目不转睛地看，一点不分神；5分钟之后，两眼睑微垂而不完全闭死，开始用自己的意识从上到下，检查肌肉放松情况。先从面部与口角开始，这部分肌肤完全放松了，再向下检查。每检查一处，肌肤松一处，检查到足部，再开始从头部检查，反反复复，直到全身肌肉再无紧张之处，此时，必然开始发困，或者打哈欠。切忌哈欠憋回去。此时，仍不要上床，直到困得睁不开眼睛，再轻轻地爬上床，倒下就睡。或在地上走完猫步后，就轻轻上床做放松功，也有同样效果。

（2）看无声电视并且不停调台助眠法：半卧或卧位，关掉电视声音，只看荧屏上的活动画面，每隔3秒左右调一个频道，每调一个画面，都要看明白一件事，然后马上调到下一个频道。如此不断地反反复复调台，少则三五分钟，长则十几分钟，就会不知不觉地入睡了。

3. 西医疗法简介

（1）西医有许多催眠镇静药，如地西泮、甲喹酮、巴比妥等，有很好的催眠作用。但是，我们最好选用作用时间短，不良反应少的药，如地西泮和司可巴比妥。地西泮用于催眠，每次睡前服5～10毫克；司可巴比妥，睡前服7.5～15毫克。

（2）帮助患者解开情结。

4. 营养与饮食疗法

（1）增加维生素P的供给。由于失眠会引起各种营养的缺乏，故应补充营养。

（2）饮食上要多吃花生、谷类、豆类、肉类及肝。

5. 禁忌与注意事项

（1）不吃或少吃辛辣食品。

（2）睡前半小时，不要看刺激性强的各类电视节目，不要争论各种问题。

（3）晚饭不可吃得过饱。

（4）晚间忌大喜、大怒、大忧和多虑。

五、面瘫（面神经麻痹）

（一）疾病特点简介

面瘫，或叫面神经炎，或叫面神经麻痹。俗称风起偏。民间叫口眼歪斜。主要症状有：口向健侧歪斜，下眼睑外翻，眼向健侧歪斜，或不自主颤动，患侧眼裂大，并且闭不紧，不能示齿，饮水或漱口时，患侧漏水，鼓腮时，患侧漏气等。

（二）治疗

1. 历代自疗简便名方

（1）把蓖麻子仁捣成软膏，外敷患侧，向左侧歪，贴右侧；向右侧歪，贴左侧。药应当厚一些，面积贴大一些。治疗愈早效果愈好（《本草纲目》）。

（2）新鲜瓜蒌（栝楼）绞榨出汁，用此汁和大麦面烙成饼。趁热把此饼贴到患侧面部（向左歪贴右则，向右歪贴左侧）（《圣惠方》）。

（3）还有蝼蛄与鳝鱼一起捣成泥贴法，大蒜膏贴合谷穴等。

（4）中等大小的螃蟹1个，去壳，捣烂成泥，外敷病腮，嘴向左侧歪，敷右侧面颊；嘴向右侧歪，敷左侧面颊。

（5）灶心土100克，用鳖血调成糊，外敷患侧面颊，一日一换。

（6）治疗面瘫，《本草纲目》还推荐如下治疗方法：炒石灰粉（用醋把炒石灰粉调成糊状，敷在患侧腮部）；乌头（制末，用龟血把乌头末调成糊状，外敷患腮）；鸡冠血（用鸡热血，外涂患腮）；蜗牛（捣成糜状，外敷患侧腮部）；生鹿肉（切成大片，外贴病腮）；鲇鱼尾（切成大片，外贴患侧腮部）；皂荚子（制成末，用醋调成糊状，外敷患侧腮部）；伏龙肝末（用鳖血把伏龙肝末调成糊状，外敷患侧腮部）；鳝鱼血（涂患侧腮部，或把鳝鱼切大片，外贴患腮）；桂枝末（水调糊状，外敷患侧腮部）；大麦面（用鲜栝楼榨汁，把大麦面调成糊状，外敷腮部）；蟹膏（蟹肉捣成膏状，外敷患腮）；水牛鼻（水牛鼻切片垫患处，用艾块热灸患侧腮部）；大蒜（捣烂贴合谷）；巴豆（捣烂，贴于手掌心）。

（7）天南星研成细末，用姜汁调成软膏，贴在患侧（向左歪，贴右侧；向右歪，贴左侧）。发病后的时间愈短，治疗效果愈好。

2. 非药物疗法

（1）针灸法，早期针灸，效果极佳；2 个月以后针灸，效果就不太好；3 个月以后再针灸，效果就微乎其微了。其方法：用梅花针（没有梅花针，可以把十几根缝衣针捆起来，当梅花针用）刺患侧皮肤，每日 2 次，每次最好把面皮刺至深红色。

（2）用小火罐，拔患侧面部。

（3）按摩越早治疗越好。用掌缘按揉患侧，稍用些力，每次揉30 ~ 50 分钟，每日 2 次。

（4）早期拍打治疗效果好。每次拍打患侧面部 30 分钟，要用一些力。

3. 营养与饮食疗法

从饮食中补充 B 族维生素与钙。含钙多的食物主要有蛋、鱼、黑芝麻、海参、乳制品、虾等；含维生素 B_1 多的食物主要有全麦粉、小米、葵花籽、猪肉、猪肚、玉米等；含维生素 B_{12} 多的食物主要有肝、肉、鱼。

4. 禁忌与注意事项

一旦发病，绝对不可拖延，马上用以上各种有效方法治疗。否则，便是终身不愈。

六、昏厥

（一）疾病特点简介

　　这里的昏厥，包括脑血管痉挛、中暑晕倒、见血晕倒、惊吓晕倒、癫痫晕倒、极度悲伤晕倒、精神受到突然重刺激晕倒等。虽然一时昏死过去，但绝大多数可以苏醒，如果能及时正确治疗，既可以防止晕厥过程发生意外伤害，又能促使晕厥患者早一点康复。倘若是因为心脑血管病昏迷，救治得当，往往会提高治愈率。本章主要讨论可逆类晕厥。发生晕厥，应快速送医院诊治。

（二）治疗

1. 历代自疗简便名方

　　（1）灌入鸭血 60 克（心脑血管病除外）（《多能鄙事》）。

　　（2）半夏细末吹入鼻中（心脑血管病除外）（《魏君元方》）。

　　（3）灌酒，可治惊吓昏厥（《本草纲目》）。

　　（4）樟木烧烟熏鼻，可治疗昏厥（《本草纲目》）。

　　（5）葱白插入鼻子深处，可治疗昏厥（《本草纲目》）。

　　（6）外治法，治疗昏厥，《本草纲目》还推荐如下方法：半夏、菖蒲、皂角、雄黄等药（治疗卒死、昏厥：把上述任一药材，制成末，吹入鼻腔）；

薤汁、韭汁（其中任选一汁，灌鼻）；醋（治卒死，灌鼻）；酒（治惊怖卒死，酒灌鼻）；乳香、安息香、樟木（任选一种，烧烟熏）；鸡冠血（涂面及送入口鼻）；犬肉（搨胃脘区）；牛黄末（水送服）；麝香末（水送服）；热水袋（隔衣熨胃脘区）。

（7）内治法，治昏厥，《本草纲目》还推荐如下中药：菖蒲根（50克，煮水灌之）；南星、木香、附子（以上3种药，水煎灌服）；常山（小儿惊厥，常山、牡蛎等量，煎水，灌入胃里）；白鸭血、白犬血、猪心血（任何一种，灌之）；羚羊角（治卒死厥逆，不省人事；同麝香、朱砂等量，制末，灌10克）；狐胆（用温水调灌）。以上诸药，常山、天南星有毒，用量减半；其他药，水煎用量6～12克；散剂用量3～6克。

2. 非药物疗法

（1）用指甲重掐人中（鼻唇沟正中）。

（2）针刺内关、水沟、膻中、关元等穴，直刺，逆时针旋针；刺水沟穴，向鼻隔直刺，用雀啄手法，重插轻提；膻中穴，急刺慢提，逆时针旋针。

（3）向脸上泼冷水。

（4）用力拍击心脏部位。

（5）如果是癫痫发作，首先要考虑如何防止咬破舌头，可以用软物塞入口腔。

3. 西医疗法简介

（1）注射中枢神经兴奋药，如咖啡因、尼可刹米等。咖啡因：肌内注射，每次0.25～0.5克；尼可刹米每次0.25～0.5克，肌内注射。

（2）如果血压下降，可以肾上腺素0.5毫克，皮下注射（在排除脑血管意外情况下用）。

（3）如果因为失水而发生晕厥，首先要给予输入盐水或糖盐水。

4. 禁忌与注意事项

（1）遇有原因尚不明确的昏厥患者，切记不要随意搬动身体。

（2）如果怀疑心脑血管疾病，要尽量送医院救治，或者边施救边送医院。

七、阳虚

（一）疾病特点简介

虚寒无力，是中医学所说的肾阳虚证的主要症状。主要表现为怕冷，好疲倦，喜热，怕风，好感冒，吃凉东西或受风寒就生病。

（二）治疗

1. 历代自疗简便名方

（1）因狗肉是温补之物，常吃狗肉很快就会康复，但必须节制性生活（《本草纲目》）。

（2）白羊肉200克，煮熟，蘸蒜酱吃。每日1次，比狗肉效果还好。必须节制性生活（《小心镜》）。

（3）羊肾炖汤喝，隔日1次，或与肉苁蓉煮汤喝。必须节制性生活（《本草纲目》）。

（4）菟丝子与杜仲各等量，制成细面，每次9克，用温开水送服，每日2次（《本草纲目》）。

（5）肉苁蓉100克，山药100克，鹿茸100克，茯苓100克。以上4种药混合制成面粉，用米汤调和，制成梧桐子大药粒，每次吃30粒，用3枚大枣煮汤送服，每日2次，治肾虚尿有白浊。

（6）何首乌（磨成面粉）700克，小麦面粉4000克，混合，用大锅炒熟，每次 60 ~ 90 克（可以加甜味剂），用开水冲服，治肾阳虚。

（7）覆盆子 9 克，加水 100 毫升煮至 60 毫升，滗出药汁，分 2 次当日服完，治肾阳不足。

（8）治疗阳虚，《本草纲目》还推荐如下中药：海马（用于温肾壮阳，3 ~ 9 克，水煎服）；海龙（用于治疗阳痿，用量 3 ~ 9 克，水煎服）；海狗肾（用于暖肾壮阳，用量 3 ~ 9 克水煎服，也可以研末口服）；骨碎补（治肾阳虚腹泻，水煎服）；五味子（有壮水锁阳功用，水煎服）；补骨脂（有温补肾阳，温命门，暖丹阳作用；水煎服）；附子（补下焦阳虚，水煎服，或制末服）；仙茅（有壮阳温肾作用，可制粉末或糊丸用）；淫羊藿（治阳痿，水煎服）；巴戟天（有温肾壮阳作用，水煎服）；桂皮（有补命火作用，可以煎服，也可以制末服用）；其他如鹿肉、犬肉、牛肉、羊肉、牛肚、狐肉、荔枝等，都有补阳作用。以上诸药，水煎用量 6 ~ 12 克；丸、散用量 3 ~ 6 克；无毒药可以适当加量。

2. 非药物疗法

（1）每天早晨 6 ~ 9 点，在家中，关掉电视机的声音，只留电视画面，在地上走猫步（慢走，脚步无声），同时看电视画面；走 10 分钟之后，轻松地坐在椅子上，待心神稳定后，慢慢把眼睑微微下垂，眼睛似闭，但又留一条缝隙，用虚目光看鼻尖，心里意想肚脐至会阴这段的腹内，将这个部位看成是火红色（或者看成是一团火）。倘若精神分散到别处，就把它找回来；10 分钟后，再臆想小腹内的红火逐渐向胃部方向蹿行，以后，腹内红火就慢慢地不断上下活动。每天都如此做功，每次做 40 ~ 70 分钟，直到感觉小腹内发热的程度，身体以后就不会再怕冷了，也更健康了。做到这个程度，就不再做了。即使还想做下去，也不要再看红火了，以免发生不良反应。

为了增强做功的效果，每天最好散步 90 ~ 120 分钟，可以分两次走。

在做功期间，性生活必须节制，中年人，每周只能性交 1 次；50 岁以上者，每10日1次。否则达不到做功的预期效果。

（2）可以用附子当茶，每日用附子3克，用开水300～2000毫升浸泡饮用，可长期饮用。

3. 营养与饮食疗法

多吃温补性食物，这类食物主要有鸡肉、羊肉、牛肉、鱼肉、桂圆、刀豆、饴糖、芍药酒、栗子、核桃、榛子、雄蚕蛾、泥鳅等。

4. 禁忌与注意事项

（1）节制性生活。

（2）忌吃一切寒凉类食物；绝不能吃冰制品及冰箱内食品；少吃一般偏凉性食物，如小米、荞麦面、菠菜、芹菜、土豆、茄子、凉水、西瓜、鲜枣、黄瓜、冬瓜、菜瓜等。

（3）四季穿衣要比平常人厚些。

（4）出汗时不要洗冷水澡，出汗及时换衣服，出汗时不要在对流风处乘凉；不要坐卧在地上或石头上。

八、头痛

（一）疾病特点简介

许多疾病都可能有头痛症状。最常见的头痛，如感冒、神经性和高血压等头痛；不太常见的如外伤性头痛、中毒性头痛、脑炎或出血等引起的头痛。感冒，有感冒的特征（见第二章）；神经性头痛特征为：慢性反复性疼痛，思想不集中，记忆力差等；高血压性头痛，伴有血压高；急性脑内病症，常有起病急，病势重及恶心呕吐，甚至昏迷等症状。属于自疗部分的主要有神经性头痛、感冒头痛、高血压头痛等。头痛应到医院就诊，查找出病因。

（二）治疗

1. 历代自疗简便名方

（1）突然剧烈头痛，又能排除脑血管意外病，可以把硝石（硝酸钾）粉末吹入鼻内（《炮灸经》）。

（2）当归9克，米酒300毫升，用慢火煮至180毫升时，把药酒1次服下，每日1剂。治神经性头痛（《外台秘要》）。

（3）雄黄10克，细辛10克。二药混合制成细粉，每次用1克，用纸筒吹入鼻道，左侧头痛，把药吹入右侧鼻道；右侧头痛，把药吹入左侧鼻道，治偏头痛。

（4）荜茇6克，制成细面，每次用1克药面吹入鼻道，右侧头痛吹入左侧鼻道，左侧头痛吹入右侧鼻道，治偏头痛。

（5）天南星3克，川乌3克，二药混合制成细面。用老葱汁调和药面，制成稠糊状，贴敷在太阳穴上，治年久头痛。

（6）治疗头痛，《本草纲目》还推荐如下中药：荆芥（同石膏煎服，治感冒头痛）；半夏与苍术（等量混合的细末，每次服6克，治咳嗽头痛）；香附子（与川芎等份，混合制成细面，每次服6～9克，治偏头痛）；防风末（每次服9克，治偏头痛）；附子3克（与川芎8克，混合，加水煮药汁服，治风寒头痛）；生姜水（治风寒性头痛）；乌药3～6克（与川芎6～9克，用开水浸泡，当茶服，治产后头痛）。

（7）治疗湿热头痛，《本草纲目》还推荐如下中药：黄芩（用米酒浸泡后，晒干，制成末，用茶水送服。治风湿、湿热、偏正头痛）；荆芥（散风，清头目，作枕，去头颈风湿痛；同石膏制末，服用，去风热头痛）；薄荷（除风湿，清头目，制丸，食用）；菊花（治头目风热肿痛，同石膏、川芎制末，服用）；蔓荆子（治头痛、脑鸣、流泪，制末泡酒，每次30毫升）；栝楼（治热病头痛，水煮，滗水，温服）；茺蔚子（治大热头痛，水煎服）；苦茶（有治疗风热头痛功用，同葱水煎服）；杨梅（治头痛，制末，食用）；橘皮与枳壳（治痰湿头痛，水煎，滗汁服用）；竹茹（治饮酒头痛，水煎，滗汁服用）；石膏（治头痛如裂，壮热如火，水煎服；治风热头痛，与竹叶，水煎服；治疗风寒，与葱同煮服）；以上诸药，煎剂用量（有毒药除外）6～12克；丸、散用量3～6克。

（8）治寒湿头痛，《本草纲目》还推荐如下中药：乌头（有大毒，泡酒服，一次用量1钱左右）；天雄（治风湿头痛，水煎服）；草乌头（有大毒，煎剂，每次用量，1钱左右；治偏正头痛，与苍术、葱汁制丸，乌头1份，苍术4份，葱4份）；白附子（治偏、正头痛，与牙皂等量制末，食用）；通草（治风湿头痛，烧炭研末，用米酒送服）；菖蒲（治头痛流泪，水煎服）；胡芦巴（治气攻头痛，同三棱、干姜制末，食用）；牛膝（治脑中痛，制末服）；地黄与芍药（治血虚头痛，制末，服用）；黄芪（治气虚头痛，制末，服用）；杏仁（治感冒头痛，水煎服；治风虚头痛，制末入粥食）；香菜与葱白（治风寒头痛，水煎服）；蜀椒与柏子（治久治不愈的头风痛，制末，食用）；皂荚（治时气头痛，烧焦，研末，水送服）；山茱萸（脑骨痛，水煎服）；白花蛇（治头风痛，泡酒饮）；鱼鳔（治各种头风痛，烧炭，制末，用煮葱的热酒送服）。以上诸药，煎剂用量（有毒药除外）6 ~ 12克；丸、散用量3 ~ 6克。

2. 非药物疗法

（1）捋法。先把痛处用水湿润，然后用双手拇指捋头皮。首先将两拇指放在患处，然后向两侧用力捋，反复捋，直至头皮出现红痧时，头痛会逐渐好转，或者用挤法，两拇指，从两端向中心点挤，反复挤，直至中心部位已经起了痧，头就基本不痛了。

（2）拔火罐。用小罐拔两侧太阳穴，或者眉间，拔至皮肤紫红色后起罐，头就不会痛了。对风寒性头痛效果最好。

（3）针灸：①感冒头痛，可刺风池、百会、合谷、大椎穴；②咳嗽头痛，可刺列缺、天突穴（以泻为主）；③神经性头痛，可刺风池、太阳、合谷、列缺、太冲穴（补泻兼用）。

3. 西医疗法简介

（1）偏头痛，可用各种止痛药。如阿尼利定注射液：肌内注射，一次2毫升；阿司匹林：口服，每次0.3 ~ 0.6克。疼痛引发烦躁不安，不能入睡时，可以加镇静药，如地西泮，每次5 ~ 10毫克，口服。

（2）三叉神经痛，除了给镇静药外，还可以给酒石酸麦角胺每次0.5毫克，口服。如果疼痛仍不止，1小时后，可以再给一次。

（3）感冒头痛，可以用对乙酰氨基酚，每次0.25 ~ 0.5克，每日3次。

同时与中药配合治感冒。

4. 营养与饮食疗法

（1）外感风寒头痛，可以吃姜、葱发汗。

（2）神经性头痛，可以口服维生素 B_1、维生素 B_{12} 与胆碱，以促进康复。

（3）色氨酸有防治偏头痛作用，应当多吃富含色氨酸的食物，如脱脂奶酪、牛奶、肉类、花生、鱼类、大豆制品、芝麻等。

（4）杏仁 1 份，大米 10 份煮粥喝，治风虚痛。

5. 禁忌与注意事项

如果因为外感风寒而引起了头痛，就不要吃冰制品、冰箱藏品，甚至一般寒凉类水果都应当在禁吃之列；如果是细菌感染引起的发热头痛，则不忌寒凉类食物。

九、眩晕

（一）疾病特点简介

　　这是一种突然眩晕或昏倒的疾病，分真眩晕与假眩晕两种。真眩晕的症状主要有：周围与自身旋转感，站立不稳，呕吐或昏倒；一般眩晕，或头晕，或站立不稳，但无旋转感。中西医对此病的认识基本一致。病因主要有美尼尔病、中耳炎、中毒、高血压、失水、失血、神经功能紊乱、脑血管病、心肺衰竭、重度感染、高热、中暑等。此节重点讨论与耳有关的眩晕症的治疗。耳源性眩晕主要有如下的特点：一是有眩晕、耳聋、耳鸣三症并存的特点；二是听力呈波动状态。

（二）治疗

1. 历代自疗简便名方

　　（1）天麻、川芎各等量，混合研成细面，用熟蜂蜜做成软膏，每次吃栗子大小一块。主治美尼尔病效果很好（《普济方》）。

　　（2）香白芷洗净晒干，研成细末。另外，用锅烘蜂蜜，使之达到100℃。用此蜂蜜调和白芷细面，做成栗子大小的蜜丸，然后用蜡纸包好备用。早晚各服1丸，用茶水送下。主治美尼尔病（《本草纲目》）。

　　（3）苍耳子，每次9克，用水煮沸15分钟，除去药渣，服药汁每日2次。治诸晕（《本草纲目》）。

（4）采四月菊苗适量，阴干，研成细末，每次用酒送服12克，每日2次。主治高血压与神经性眩晕（《本草纲目》）。

（5）天南星、半夏、天麻各等量，制成细面，用面粉糊制成梧桐子大小的药丸，每次40粒，用水煮10分钟，然后水与药一起服下。主治脑内疾病引起的眩晕；治风痰眩晕，每日2次（《本草纲目》）。

（6）失血引起眩晕，可用当归与川芎各9克，水煮20分钟，去渣服药汁，每日2次（《本草纲目》）。

（7）治疗风虚眩晕，《本草纲目》还推荐如下中药：荆芥（治头眩目晕、产后血晕，荆芥水煎服）；红药子（治产后血晕，水煎服）；排风子（治目赤头眩，排风子、甘草、菊花，等量制末，口服）；附子（治水煎服）；鹿茸（治眩晕，酒煎服）；驴头（治中风头晕，身颤，思心肺虚热，与豆豉煮食）；松花（治头旋脑涨，松花泡酒饮）、其他如薄荷、细辛、木香、紫苏、白蒿、卷柏、羌活、藁本、地黄、人参、黄芪、升麻、柴胡、山药等都有治疗风虚眩晕（治头晕，眼花，呕吐）作用；伏牛花、丁香、茯神、山茱萸、地骨皮、全蝎（有毒，用量减半）等，都有治疗头风眩晕（治久冶不愈伴有眩晕）作用；羊头、羊蹄、牛胃、猪脑、猪血、熊脑等都有治疗风虚眩晕作用。以上诸药，煎剂用量6～12克；丸、散剂用量3～6克。

（8）治疗痰热眩晕（伴有胸闷，呕吐，痰多气短的眩晕），《本草纲目》还推荐如下中药：半夏（治痰热昏晕，同甘草、防风，水煎服；治风痰眩晕，半夏研末，与朱砂末，制丸用，朱砂有毒，用量减半）；白附子（风痰眩晕，同石膏、朱砂、龙脑，制丸服，朱砂半量）；其他如枳壳、黄檗、栀子等，都有治疗女人头晕，天地转动作用；旋覆花、天花粉、前胡、桔梗、黄芩、黄连、泽泻等，都有治疗痰热眩晕作用。以上诸药，煎剂用量6～12克；丸、散每次用量3～6克，有毒药用量是其他药用药量的三分之一或二分之一。

2. 非药物疗法

突然晕倒或因高热晕了，用针刺方法救治，效果极好。主要穴位有安眠、内关、百会、风池。

3. 西医疗法简介

镇静药、止吐药或抗胆碱类药物。肌内注射：东莨菪碱 0.3 毫克，阿托品 0.5 毫克；茶苯海明 50 毫克。对发病较轻者，可以选服以下药物中的一种：氯丙嗪 50 毫克，苯巴比妥 15 ~ 30 毫克，地西泮 2.5 毫克。

4. 营养与饮食疗法

（1）少饮水。

（2）口服维生素 B_1、维生素 B_6、维生素 B_3 和维生素 P，可以预防或减轻症状。

（3）多吃一些偏阴性饮食，如小米、荞麦面、黄瓜、芹菜、菠菜、冬瓜、土豆、茄子、西瓜、甜瓜等。

5. 禁忌与注意事项

（1）少吃盐。

（2）有眩晕症者，外出不可单行，不要到有危险的地方去。

（3）平时要以清淡食物为主，少吃肉、油及动物内脏，以免滋生湿痰而生风。

十、肾虚性耳聋

（一）疾病特点简介

中医学认为肾虚可以引起耳聋。肾虚分肾阳虚与肾阴虚。肾阳虚主要特征为：怕冷，手脚偏凉，大便稀溏，腰腿酸软，阳痿，脉搏缓慢，血压偏低等；阴虚的主要特征为：手心与脚心烦热，怕热，面色偏红，盗汗，头晕目眩，牙齿松动，遗精等。治疗这类耳聋，以补肾为主。阴虚补阴，阳虚补阳，也要降低性生活频率。

（二）治疗

1. 历代自疗简便名方

（1）每日嚼服枸杞子20克。治疗肾阴虚引起的耳聋（《本草纲目》）。

（2）花椒、巴豆、石菖蒲、松脂各等份，用水煮30分钟后去渣，留药汁；再将药汁煮熬浓稠一些；然后用干净棉花，蘸药水，塞入耳内，每日一换。治疗肾虚耳聋有特效（《本草纲目》）。

（3）慈石12克，用水煮40分钟后，把水滗出来，用此水煮猪肾汤服，每日2次。主治老年性耳聋（《养老方》）。

（4）慈石12克，白术10克，用水煮30分钟后，滗出药汁。用此药汁煮1个羊肾吃，2日1次。主治肾阳虚耳聋（《本草纲目》）。

（5）鹿角胶，每日4克，一次服下。治肾阳虚耳聋（《本草纲目》）。

（6）治疗虚损性耳聋，《本草纲目》还推荐如下中药：枸杞子、熟地黄、当归、肉苁蓉、菟丝子等（治疗肾虚性耳聋，诸补阳药，皆可通用，或水煎、或制末用，皆可）；黄芪、白术、人参等（治疗气虚耳聋，诸中医补药，皆可通用，或水煎，或制末用，皆可）；骨碎补末（治耳聋，把猪肾，对下半切开，把骨碎补末10克，夹在猪肾中，慢火煮熟吃）；柘树白皮（治风虚耳聋，用柘树白皮酿酒饮）；干柿（治耳聋，干柿子同粳米、豆豉煮粥食，每日1次）；百合（治耳聋，百合制成末，天天吃）；牡荆子（治耳聋，泡酒天天饮）；鸡蛋（治耳聋，用鸡蛋佐酒，天天饮）；猪肾（治耳聋，与粳米煮粥食）；羊肾（有补肾治耳聋作用，与磁石、白术、猪脊骨，水煎用）；鹿肾、鹿茸角都有补虚治耳聋作用。以上诸药，煎剂用量6～12克；丸、散剂用量3～6克。

（7）治疗郁火耳聋，《本草纲目》还推荐如下中药：柴胡（去郁火，从而达到治疗郁火耳聋作用，可制末，天天食用）；连翘（有治三焦火耳鸣作用）；香附（治疗突然耳聋，炒后制成末吃）；栝楼根（治耳聋，煮汁酿酒饮）；黄芩、黄连、龙胆、芦荟、抚芎、芍药、木通、半夏、石菖蒲、防风等（都有治疗风热郁火耳鸣作用）。以上诸药，煎剂用量6～12克；丸、散剂用量3～6克。

（8）耳聋外治，《本草纲目》还推荐如下中医疗法：木香（治耳聋，香油煎木香，油滴病耳道）；地黄、骨碎补（治耳聋，用火烤黄，塞耳道）；菖蒲（治耳聋，与巴豆制末，卷入纱布内，塞入耳道）；附子（治疗突然耳聋，附子烧成灰，同石菖蒲，塞入耳道）；草乌头（治耳聋，塞入耳道）；蓖麻子（治耳聋，与大枣捣烂，做成挺子，插入耳道）；栝楼根（治耳鸣，用猪油煎后，放入耳道）；松脂（治耳聋，同巴豆，捣烂，制成挺子，插入耳道）；核桃（煨熟，研碎，趁热塞入耳道）；石榴（治疗突然耳聋，同黑李子、仙枣子，用醋，慢火煮熟，用其水滴耳）。

2. 非药物疗法

（1）新针疗法：治聋哑症。首先治耳聋，取翳风、听会等穴。待听力好转，配合哑门、廉泉治疗。

（2）捏鼻鼓气法，有治疗轻、中度虚损性耳聋作用。其做法：捏鼻鼓气冲击耳内听觉器官。每次做24次，每日数次。

十一、阴虚内热（虚热）

（一）疾病特点简介

阴虚内热的主要特征为：手足心热、午后潮热、消瘦、盗汗、口干咽燥、小便短赤、大便干少、舌质偏红、脉快而弱、遗精或性欲亢进等。西医学认为本证属于亚健康或自主神经紊乱，以及肺结核、糖尿病、尿崩症、红斑狼疮等。

（二）治疗

1. 历代自疗简便名方

（1）天天饮用煮河水。在煮河水期间，不断用水舀子扬水几千遍。久饮用此水，阴虚便会自愈（《本草纲目》）。

（2）青蒿煮水，天天饮用。每天采来青蒿1000克，用3000毫升水，煮8～12分钟，滗出水存用；每天饮500～1000毫升，主治肺结核引起的阴虚内热（《本草纲目》）。

（3）人参4克，柴胡9克，大枣2枚，同放入150毫升水里煎煮，煮至80毫升时，滗出药汁，分两次1日服完，治虚劳性发热（《奇效良方》）。

（4）胡黄连60克，制成细末，每次服3克，每日2次，治虚劳五心烦热（《易简方》）。

（5）鲜地黄榨汁，每次饮用40毫升，每日2次，用凉开水送服，治五心烦热（《外台秘要》）。

（6）治下焦虚热方：地骨皮 100 克，制成细面，每次服 4 克，每日 2 次（《本草纲目》）。

（7）治疗阴虚内热，《本草纲目》还推荐如下中药：甘草（调五劳七伤。大人羸瘦，制末，用童尿，煮服；儿童羸瘦，炙焦，制末，制丸食用）；黄精（益脾润肺，九蒸九晒食）；石斛（治疗虚劳羸瘦，酒浸，蒸服）；柴胡、秦艽、蒲荷（3 种药都有解五劳七伤虚热作用）。

2. 非药物疗法

（1）练养阴健身功：每天在下午 3 时～晚上 11 时练功。虚热重者，必须在下午 5 ～ 7 时练功。其练法如下：在练功前的 1 小时之内，不许做剧烈活动，也不宜看情节激烈的影视节目。但是可以看理论之类书籍。在练功 10 分钟前，在地上走猫步，高抬足，轻落步，走动无声。走 10 分钟后，轻松地坐卧在床上，眯眼虚虚地看着对面的墙面 3 分钟后，意念收回身中，全身放松，放松是此功的主要内容。开始从头、面部放松。用意念检查放松情况，待口、面等部位肌肉完全放松之后，再检查双肩、上、下臂及双手；待臂与手完全放松之后，再检查胸腹、腰背的放松情况；待这些部位肌肉完全放松之后，再向下检查臀部、大腿、小腿和脚。待这些部位肌肉完全放松之时，头、面部肌肉又开始紧缩了。于是，又开始了第二轮的全身肌肉放松检查，仍然是按照前一轮检查顺序。头、颈、肩、臂、手、前胸、后背、腹、腰、臀、大腿、小腿、脚。第二轮检查完了，全身肌肉又绷紧了；于是又要开始第三轮的放松检查。如此，反反复复练功 40 ～ 60 分钟。然后收功，搓搓脸，再喝一小杯凉开水。天天如此练功，轻者一两个月病即痊愈；重者三五个月痊愈。特别应当注意的是，当全身虚热症状基本好了之后，要及时停止这种功，以免引发阳虚病。

（2）调节情绪，少争名利、得失、荣辱、对错，多舍少得、清心寡欲、淡泊一切。只要能做到一半，此病也会不治自愈。

3. 西医疗法简介

（1）此类疾病基本都有失眠、烦躁、虚热及某些慢性炎症。失眠和烦躁可以给助眠、催眠镇静药，如地西泮每次 5 ~ 10 毫克，每日 3 次；或口服苯巴比妥，每次 30 毫克，每日 3 次，口服。

（2）如有慢性炎症、肺结核、糖尿病等原发病，应当另行对症治疗。

4. 营养与饮食疗法

本病为消耗性疾病应及时补充营养。

（1）适量补充维生素 B_1、维生素 B_2、维生素 B_{12}、维生素 B_6、维生素 C 及钙、锌等。

（2）食物中含维生素 B_1 多的食物，有玉米、薏米、绿豆、紫菜、猪肉、猪肝、稻米等；维生素 B_2 含量高的食物主要有玉米、小米、黄豆、绿豆、蘑菇、肝、鳝鱼、蛋等；维生素 P 和维生素 B_{12} 含量高的食物主要有谷类、肉类、花生、豆类等；维生素 C 含量高的食物主要有白菜、菠菜、黄瓜、苦瓜、橙、苋菜等。

5. 禁忌与注意事项

（1）忌生气、着急、熬夜、过劳。

（2）忌吃一切辣味及各种中药的热性补药。

（3）忌用兴奋类药。

第四章

泌尿与生殖系统疾病

一、排尿困难

（一）疾病特点简介

中医学叫"癃闭"，或叫尿潴留。病因是肾脏滤尿功能缺失，或因前列腺肥大压迫，或因结石堵塞，或因肿物及炎症压迫，致使排尿困难，甚至完全排不出尿。最好早去医院查明原因。

（二）治疗

1. 历代自疗简便名方

（1）干蝼蛄研成末，每次2克，每日2次，用苦瓜汤送服，"治小便不通、胀急"（《本草纲目》）。

（2）滑石研成末，每次40克，用白开水冲服。滑石为"排（结）石要药"（《本草纲目》）。

（3）大葱、食盐各等量，捣烂，贴肚脐，或者葱、食盐、豆豉、姜各等量，捣烂贴肚脐，或灸7炷（《本草纲目》）。

（4）大蒜、食盐各等量，捣烂贴肚脐，或蒜、食盐、栀子各等量，捣烂贴肚脐。另灸7炷。"百药无效，可用此法"（《本草纲目》）。

（5）牛膝30克，用水煮，分2次服，1日服完。"治小便不通，尿路疼痛欲死"（《本草纲目》）。

（6）海金沙15克，茶末30克，用水煮，分2次服，1日服完。治小便不通（《本草纲目》）。

（7）白颈蚯蚓20克，生茴香60克，捣烂榨汁服，每日2次（《朱集验方》）。

（8）治疗排尿困难，《本草纲身目》还推荐如下中药：瞿麦（治疗五淋不通，煎服）；榆树皮、叶（治排尿困难，水煎服用）；鸡肠草（胀痛与排尿困难，同石韦，水煎服）；龙葵根（与木通、香菜，水煎服，有利尿作用）；通草、防己、蒲黄、芦根（以上4种药煮汁饮，有通利小便作用）；泽泻、灯心草、木通（这3种药水煎服，有利尿作用）；芦根、地肤、旋覆花、酸浆、王不留行（以上5种药都有促排尿作用）；食药两用类如：水芹、苋、马齿苋、莴苣、波菜、蕨（作为食物，它们都有小便通利作用）；猪苓、茯苓、赤小豆（都是临床常用的利尿药）。

2. 非药物疗法

（1）针刺：①内关、人中、归来、中极等穴（以泻法为主）；②膀胱与尿道炎：刺三阴交、阳陵泉、复溜、中极、归来、膀胱俞等穴（以泻为主）；③结石堵塞：刺横骨、夹脊、次谬穴。

（2）拍打法：在膀胱部位前、后各拍打300次，每日2次。

3. 西医疗法简介

（1）结石：碎石或手术。

（2）炎症：①吡哌酸每次0.5克，每日3次，口服；②诺氟沙星成人每日量400～800毫克，分4次服；③呋喃妥因每次0.1克，每日3次，口服。

4. 营养与饮食疗法

（1）饮食中，有许多既有清热作用，又有利尿作用的食物，如绿豆、黑大豆、黄大豆、苋菜、莴苣菜、竹笋、菜瓜、黄瓜、水芹菜、生菜、梨、甘蔗等，可以多吃。

（2）增加维生素C、维生素B_5、锌等有抗感染作用的营养摄入；多吃绿叶菜、豆类、蛋类、乳类、海鱼、全麦面包、牡蛎、芝麻、栗子等。

（3）维生素B_6对结石有辅助治疗作用。

5. 禁忌与注意事项

应及时到医院彻底检查，排除一些不可逆性病因后，再用药物治疗。

二、下尿道炎

（一）疾病特点简介

　　膀胱及以下的尿道被细菌感染之后，主要表现为：尿频、尿急和尿痛，以及夜间多尿；也可能有血尿，有时疼痛，向下腹部和腰部放散，绝大多数发现时已是慢性了，反复急性发作。

（二）治疗

1. 历代自疗简便名方

　　（1）新鲜黄檗树的黄皮（干皮也可，量减半）60克，加水500毫升，煮剩200毫升时，滗出水，1次服完，每日2次。治疗尿道炎（《本草纲目》）。

　　（2）川牛膝30克，加水200毫升，慢火煮剩100毫升，除去药渣，1次服完，每日2次。治尿道炎（《本草纲目》）。

　　（3）皂角刺30克，甘草30克，加水200毫升，煮剩100毫升时，滗出药汁，1次服下，每日2次，效果不错（《本草纲目》）。

　　（4）海金沙9克，甘草3克，加水250毫升，煮剩150毫升水时，滗出药汁，1次服完，每日2次。治尿痛尿急（（《本草纲目》）。

　　（5）新鲜大蓟根（马蓟）30克，用水500毫升烧开再煮15分钟，药与水一起服下，每日2次。治尿急尿痛（《圣惠方》）。

　　（6）葱白3根，食盐3克，生姜5克，鲜豆豉10克，混合捣烂，敷肚脐《经验方》。

（7）治疗尿道炎，《本草纲目》还推荐如下中药：小麦（治疗尿道炎，与通草煎服）；大麦（治疗急性尿道炎，同通草煎服）；干柿（治热淋，同煎服）；琥珀（治尿道炎，同麝香，制末，服用）；栀子（治尿道炎，水煎服）；葳蕤（治疗急性尿道炎，葳蕤1两、芭蕉4两，水煎，再调入适量滑石末服）；黄麻皮（治疗尿道炎，同甘草煎服）；大蒜（治小便淋漓不尽，把大蒜煨熟，露天放一宿，嚼食，用白水送下）；大蓟根（治尿道炎，水煎，饮药汁）；莴苣（捣烂贴肚脐）。以上诸药，煎剂用量6～12克；丸、散剂用量3～6克；无毒药可以酌情适当增量。

2. 非药物疗法

（1）拍打法。双掌拍打耻骨联合处及尾骨部位，每日早晚各1次，每次拍打300下。

（2）捂法。睡觉时，用一手掌捂在耻骨联合处（小腹与会阴之间）。

（3）针刺。取三阴交、阳陵泉、复溜、归来、膀胱俞等穴。

（4）每次小便，要从从容容，切忌不可急急忙忙，全部尿完，仍然要全身放松，站立3分钟，心里臆想还在排尿，每次小便都能这样做，如果没有意外情绪波动就能控制住病情。

3. 西医疗法简介

（1）头孢曲松（菌必治），每日1次，每次1克，肌内或静脉注射，主治淋菌性感染。

（2）大观霉素（淋必治），每次2克（用0.9%苯甲醇溶液稀释），深部肌内注射，每日注射1次。主治淋病。

（3）多西环素（强力霉素），首次0.2克，以后每次0.1克，每日1～2次，口服。

（4）诺氟沙星，每日400～800毫克，分3～4次服。

（5）复方磺胺甲噁唑片，首次2克，以后每次1克，每日2次服。

4. 营养与饮食疗法

（1）均衡地增加营养。

（2）可以长期口服维生素C，以增强抗病能力。维生素C每次0.1～0.25克，每日3次。

（3）在发作期间，饮食以偏凉性为主，如小米、荞麦、茄子、土豆、猪肉、鸭肉、兔肉、香蕉等。

5. 禁忌与注意事项

不可吃刺激性食物。

三、夜尿与尿频

（一）疾病特点简介

　　倘若小便次数多并且清白，多属于肾阳虚（即民间说的肾寒）。有时还有排尿灼痛现象，多是由于细菌感染的炎症；如果小便次数多，喝的多，吃的多，可能是糖尿病；小便次数多，尿量少，又有尿痛症状，多是淋病（性病的一种）。应该重视的问题是，不论哪种情况，如果有条件（或创造条件）要到医院进行必要的检查。夜尿症（尿床、尿炕）多因下焦虚冷、多吃冷食、寒果而引发的。

（二）治疗

1. 历代自疗简便名方

　　（1）茯苓、茯神、益智仁各等量，制成细面，每次 3 克，每日 2 次。主治遗尿症（《本草纲目》）。

　　（2）益智仁 24 粒，研成细面，加 1 克食盐，1 次服下，每日 2 次。治遗尿（尿炕）（《本草纲目》）。

　　（3）治肾阳虚尿频，用补骨脂、茴香（八角茴香）各 15 克，加水 200 毫升，煮 30 分钟，服药汁，每日 2 次（《普济方》）。

　　（4）每天吃白果 14 个，直到小便恢复正常为止。治小儿尿床（《本草纲目》）。

（5）每天睡觉前嚼吃核桃仁40克左右，用暖酒送服。治尿频（《本草纲目》）。

（6）牡丹皮研制成细面，每次9克，用水送服，每日2次。治尿道炎《本草纲目》。

（7）枸杞子每次生嚼9克，每日2次。主治老年人尿频，可补肾阴（《本草纲目》）。

（8）治疗遗尿与尿频，《本草纲目》还推荐如下中药：香附（治小便频数，制末，食用）；白微（治疗妇女遗尿症，与白芍制末，用米酒送服）；桑木耳（治遗尿，制成末，用米酒送服）；茯苓（治小便频数，同用矾水煮过的山药，共同制散，服用）；茯苓（治小儿尿床，茯苓、茯神、益智仁制末，服用）；石膏（治小便突然频数，石膏煮汁服用）；仙茅（男人虚劳，老人小便失禁，仙茅制成末，吃）；益智仁（治夜多小便，每次24枚，加盐煎服）；覆盆子（有益肾脏，浓缩小便功用，用酒浸泡过，干后，制成末吃）；草薢（治尿频、遗尿，制末吃）；菝葜（治小便滑数，制成末，米酒送服）；牛膝（治老人小便失禁，制末，服用）；蔷薇根（治小便失禁和尿床，水煎服）；甘草茎（治小儿尿床，水煎，滗出药汁，睡前喝）；菖蒲（有暖膀胱，浓缩小便作用，水煎与制末用皆可）；附子（有暖丹田，浓缩小便作用，制成药末吃）；山药（治小便频数，用矾水煮过山药，再与茯苓合制成末，吃用）；韭菜子（治小便频数、遗尿病，与糯米煮粥吃）；小豆叶（煮食，治小便频数）；糯米（暖肺，缩小便）；芡实（治小便不禁，同茯苓、莲肉、制丸吃）；羊膀胱（治下虚遗尿，羊膀胱炙熟吃）；酸石榴（治小便不禁，酸石榴烧焦，研末，与石榴白皮，水煎，每日2次）；羊肚（治小便频数，煮吃）。以上诸药，煎剂用量6～12克；丸、散用量3～6克。

2．非药物疗法

（1）每天快步走2次，每次1小时左右，或者做与此相同运动量的活动。主治肾阳虚尿频。

（2）前列腺或尿道炎引起的尿频，每天前拍耻骨联合处，后拍尾骨，前后各拍600次，分2次拍。

（3）针刺肾俞、膀胱俞、中极、关元、曲骨、内关、神门、三阴交等穴，以补法为主。

3．西医疗法简介

（1）鉴别病因。不同的病因，采用不同的治疗方法。

（2）有炎症，用不同的消炎药（详见尿道炎的治疗）。

（3）前列腺增生和炎症，要解决前列腺炎问题。

（4）夜尿（尿床），用氯酯醒（遗尿丁），每次0.1～0.2克，每日3次，至少服1周。

4．营养与饮食疗法

（1）由肾阳虚引起的夜尿和尿频，应该多吃温补之类饮食，如鸡、羊、狗、牛等肉，以及桂圆、荔枝，或吃偏温类食物，如萝卜、白菜、白面、糯米等。

慢性尿道感染，应当吃鸭肉、兔肉、驴肉、马肉、鸡蛋、乳品类等。

（2）补充维生素C、维生素E。

（3）补充钾、锌、钠。

5．禁忌与注意事项

（1）对习惯性尿床小儿，要耐心教育，消除其尿床的心理障碍。

（2）白天不可过度疲劳，注意休息，夜里就不会睡得太沉了。

四、尿道结石

（一）疾病特点简介

　　肾内有结石形成，其症状因结石形状、大小及所在位置不同而异。结石滑出肾，从输尿管向下移动时，因为擦伤肾盂和输尿管而引起血尿；向下移动时，由于阻塞输尿管，可以引发强烈的痉挛绞痛。疼痛剧烈时难以忍受，或蹲或坐或卧或翻滚，疼痛向膀胱、外生殖器方向放散，历时数分钟或数小时，一般不超过一昼夜，每次发作时间没有规律，发作时，常常伴有呕吐和出虚汗。

（二）治疗

1. 历代自疗简便名方

　　（1）核桃仁 500 克，入稻米煮粥，分数次服下（《崔元亮海上方》）。

　　（2）滑石每次 30 克，研细末，煮水服。李时珍说："滑石，燥湿；分水道，降心火，为下淋之要药。"主治肾结石与尿路感染（《广利方》）。

　　（3）芒硝（研末）6 克，大茴香 6 克，用水煮 30 分钟，服药汁，分 2 次服，1 日服完。主治肾结石（《沈存中灵苑》）。

　　（4）金钱草 15 ~ 30 克，用水煮 10 分钟，服药汁，分 2 次 1 日服完。

　　（5）牛膝 12 克，加水 100 毫升煎煮，煮至 60 毫升时，滗出药汁，顿服，治砂石淋（《本草纲目》）。

（6）天花粉9克，加水100毫升煎煮，煮剩60毫升时，滗出药汁，顿服，治砂石淋（《圣惠方》）。

（7）治疗尿道结石，《本草纲目》还推荐如下中药：人参（治砂淋、石淋，与黄芪等份，制成末，用蜜炙的萝卜蘸吃，盐汤送下）；马连花（治尿道结石，马连花、小米，制末，用米酒送服）；菝葜（治结石堵塞尿道，制末，每次食2钱，然后，用地榆煮汤，洗浴腰部）；瞿麦（治尿道结石，制末服）；车前子（治尿道结石，制末服）；葵棍（治尿道结石，制末服）；萱草根（水煎服）；虎杖（治尿结石，水煎服）；薏苡根（治尿道结石，水煎服）；苜蓿根（治尿结石，水煎服）；桃花（煮食）；石首鱼头中石（治尿道结石，研末，水送服）；鳖甲（制末服）。以上诸药，煎剂用量6～12克；丸、散剂用量3～6克。若是无毒之药，可以适当放宽用量。

2. 非药物疗法

（1）肾结石针刺三阴交，膀胱俞、中极、气海、横骨、关元等穴。

（2）下尿道结石可用拍打法。以两掌分别较重拍打耻骨与尾骨区域，每次拍打200～500下，直至疼痛消失为止。

3. 营养与饮食疗法

（1）油炸核桃仁，早晚各食60克。

（2）发作期，应当多食红小豆粥、小米粥、黑豆汁、冬瓜、葫芦等，有助于治疗。

（3）维生素 B_6 有利于防止草酸盐结成结石，啤酒酵母、鱼、肉、蛋中含量较多。也可以直接服维生素 B_6。

4. 禁忌与注意事项

（1）忌烟酒。

（2）在发作期间，忌吃辛辣食物。

（3）发病期间，尽量不要急躁，排除对发作的恐惧心理。若自疗无效，应及时去医院就诊。

五、肾小球肾炎

（一）疾病特点简介

　　肾小球肾炎常常由于呼吸道感染之后的变态反应而导致，以水肿、血尿、蛋白尿和高血压为主要表现。如果在上呼吸道感染之后，出现了高血压、脸部水肿及血尿，首先应当想到是否患了肾炎，有条件者应去医院检查。临床上，常伴有发热、腰痛、尿频、恶心及呕吐等。

（二）治疗

1. 历代自疗简便名方

　　（1）鸡蛋1个，大黄末5克。把鸡蛋打个小孔，然后把大黄末装入鸡蛋内，用面封口，煮熟食用，每日1个。如果腹泻次数太多，可以2日1个。主治蛋白尿（《本草纲目》）。

　　（2）干益母草90～120克（或新鲜益母草180～240克），用水煮，滗出药汁，1次服下，每日2次（《中国中医秘方大全》）。

　　（3）皂角刺10克，干榆树皮（或叶）30克，用适量水煮30分钟（如果用叶，20分钟后再下），滗出药汁，分2次服，每日1剂，直到水肿消失停药。

　　（4）败荷叶30克，苍耳子15克，用适量水煮30分钟（荷叶在水沸20分钟后下）去渣，饮药汁，每日2次（《本草纲目》）。

　　（5）山羊奶每日500～1500毫升，分数次饮服。治慢性肾炎（《中国中医秘方大全》）。

（6）葶苈子细末，每次冲服 5 克，每日 2 次。治面部水肿及肾炎（《崔氏方》）。

（7）甘遂细末，每次冲服 1.5 克，每日 2 次。治肾炎水肿（《御药院方》）。

2. 非药物疗法

（1）针灸。针刺列缺、合谷、阳陵泉、肺俞、肾俞等穴。

（2）慢性肾炎要注意健身，增强抗病力，或每天步行 5000～10000 米。可以分 2 次走。

（3）每天早晚用中等力度各拍打肾区 600～800 次（部位在前后肋下缘区域）。

3. 西医疗法简介

（1）激素与免疫制剂的应用，必须遵医嘱。

（2）对症治疗。有水肿时，可用利尿类药；血压偏高时，可用降压药。并且要预防合并感染。

（3）如果发现电解质紊乱，要及时纠正。

4. 营养与饮食疗法

（1）给以丰富的营养。

①维生素 A、维生素 B_6、维生素 C 等，可增强免疫功能和抗感染作用。

②维生素 B_2、维生素 B_6、锌等，都有防治肾炎的作用。

（2）多食用有降压作用的蔬菜，如芹菜、黄瓜、木耳等。

5. 禁忌与注意事项

（1）急性期应卧床休息，慢性期要加强锻炼。

（2）预防感冒。

（3）在某些感染性疾病后，一旦发现面部水肿，应当怀疑是此病，应及早确诊与治疗。

（4）自疗效果不佳者，要及时去医院治疗。

六、遗精、滑精

（一）疾病特点简介

指非性交活动时的排精。中医学认为遗精多由肾虚引起。治疗应以补肾为主。

（二）治疗

1. 历代自疗简便名方

（1）治疗白浊遗精：莲肉、龙骨、益智仁，等份，制成末，每次2钱，空腹用米汤送下（《普济方》）；又，莲子15克，朱砂2克，共研成细末，每晚服1次（《本草纲目》）。

（2）猪心1个，切成薄片，但是必须一面相连，把经水飞过的朱砂面2克，分别塞在肉片之间，然后用白线捆好，用水煮熟，经常食用（《本草纲目》）。

（3）苦参90克，白术150克，牡蛎120克。把3味药放在一起，研细末，再把一个公猪胃洗净后，用水煮烂，与药末混合捣烂，做成绿豆粒大小的药丸。每次饭后，用米汤送服50粒（《保参堂》）。

（4）天雄9克，白术240克，桂枝180克，龙骨90克。以上4种药混合研细末，每日早晚用米酒送服3克。主治遗精（《金匮要略》）。

（5）乳香（拇指大）1块，入睡前放在嘴里，不断咀嚼，分3～5次咽下（《医林纂要》）。

（6）菟丝子150克，白茯苓90克，石莲肉60克。以上3种药放在一起，研细末，用米糊把药面做成梧桐子大小的丸粒，每次50粒，在饭前用盐水送下，每日2次（《和剂局方》）。

（7）每日食用山药（不论做法）90克左右，有益肾气、止泄精的功效（《本草纲目》）。

（8）治疗因为肾虚而导致遗精与滑精，《本草纲目》还推荐如下中药：肉苁蓉（阴茎中感到寒或痛，遗精：制末，食用）；补骨脂（主治骨髓伤败，肾冷精流：补骨脂末同青盐末服）；五味子（治肾虚遗精：熬膏汤，天天食）；益智仁（治梦遗：益智仁、乌药、山药，等量，制末，制丸食）覆盆子、韭菜籽（二药都有壮肾阳、止泄精作用：皆制末，食用）；沉香（治疗男子精冷遗精：制末，天天吃）；安息香（治梦遗：制末，天天食）；赤石脂（治大便寒滑，遗精：与干姜、胡椒制丸食。胡椒每次用量0.8克）；桑螵蛸（男子虚损，白天做梦遗精：同龙骨等量，制成末服）；晚蚕蛾（治遗精：焙干，研末，制丸服）；龙骨（治多梦泄精：同远志制丸服）；鹿茸（治疗男子肾虚，梦中遗精：鹿茸制末，每次空心食1钱）；鹿角（治疗梦中遗精：水磨鹿角末食，每次1钱）；阿胶（治肾虚遗情：水煎服）。以上诸药，煎剂用量6～12克；丸、散用量3～6克。

2. 非药物疗法

（1）每日散步2次，每次5000米左右，脚步稍快一些。体健精自固。

（2）针灸：①精关不固。刺命门、气海、志室、三阴交、肾俞、关元、足三里等穴，以补为主。②心肾不交。针心俞、肾俞、命门、气海、关元、归来、三阴交、内关、神门等穴。

（3）每天用手掌重击尾骨部位200次。

（4）养阴固精功。每天下午5～7点，首先在地上静站，做细、匀、长呼吸36次，然后轻松地爬上床，倒在床上，这一系列动作，尽量不发出一点声音，全身放松，思想集中在小腹最下部位。用意念的方法，想从两腿骨中，向上行走两股冷气。这股冷气，随着吸气，吸入小腹内，并且停留在小腹中。如此反复做，意念愈轻愈好，一直做 30 ~ 60 分钟，1 ~ 2 个月见效。

3. 营养与饮食疗法

（1）加强营养，尽量选用高蛋白、高维生素、高锌、高钾的食物。

（2）凡是虚热型遗精，都要多吃养阴及偏凉类饮食，如小米、荞麦、木耳、蘑菇、竹笋、蛋、乳、豆制品之类。

（3）每日食用 1 次山药大米粥有治肾虚性遗精作用（山药块与大米的比例为 1 ：2）。

4. 禁忌与注意事项

（1）倘若有手淫习惯，一定要戒掉。

（2）加强精神调养，丰富文娱生活。

（3）节制性生活。

（4）睡前用温水洗脚，以侧卧位睡眠为好。

（5）睡前半小时，轻松活动，如散步、做体操等。

七、阳痿

（一）疾病特点简介

　　男性尚未到性功能减退的年龄，却出现了阴茎不能勃起，或勃起无力，或不持久，都属阳痿范畴。主要原因有内分泌障碍，性生活过频，或精神压抑及自主神经功能紊乱。除了上述表现外，常伴有腰酸、滑精、四肢发凉等症状。中医学认为，多属于肾阳虚所致，少数肾阴虚也可能发生阳痿症状。

（二）治疗

1. 历代自疗简便名方

　　（1）属于命门火衰，虚寒滑精者，用右归丸，早晚各服1丸，或金匮肾气丸，早晚各服1丸。

　　（2）属于心脾虚、心悸失眠范围者，用归脾丸，早晚各服1丸。

　　（3）属于肾阴虚者，用六味地黄丸，早晚各服1丸。

　　（4）慈石粉2500克，用低度白酒5000毫升泡27日，每日服60毫升。主治肾阳虚阳痿（《千金方》）。

　　（5）蛇床子、菟丝子、五味子各等份。共研细末，用熟热蜜混合均匀，做成栗子大蜜丸，早晚各服1丸。主治肾阳虚引起的阳痿（《千金方》）。

　　（6）新五味子500克，研细末，早晚各9克，用米酒送下。忌猪油、蒜、醋。主治阳虚性阳痿（《千金方》）。

（7）晚蚕蛾（除掉头、翅、足）1000克，炒干后，研细末，用熟温蜜调和，制成大栗子状蜜丸，早晚各服1丸。主治肾阳虚性阳痿（《本草纲目》）。

（8）治疗虚弱类阳痿，《本草纲目》还推荐如下中药：锁阳（治疗肾虚阳痿，遗精滑泄：同羊肉煮粥食，隔日1次）；列当（有兴阳功用：制末，天天食用）；何首乌（益精髓，壮阳道：制散，天天食用）；远志（益精，助阳：制末，食用）；仙茅（益阳道，兴房事：制末，水煮，饮汁）；淫阳藿（治疗阳痿，阴茎中痛，老年神昏：淫阳藿用米酒煮，饮药酒）；菟丝子（治泄泻，阳痿遗精：制末，久服）；吴茱萸（治女子阴冷：咀嚼，咽下，良久阴冷变热）；枸杞子（补肾强阳：枸杞子煮粥，每天一次）；石钟乳（有助阳功用：用牛乳煮钟乳石，饮乳）；慈石（治阳痿：用慈石，泡药酒，天天饮用）；雄蚕蛾（益肾，强阴道：雄蚕蛾，可以煮熟吃，也可制末吃）；虾米（补肾助阳：与蛤蚧、茴香、盐，研末，制丸食用）；雀卵（有治疗阳痿作用：煮食）；鹿茸、鹿角、鹿髓、鹿肾、麋鹿角、狗肉、羊肉、羊肾等，都是很好的治疗阳痿的药与食。以上诸药待病情好转，便可停服。

2. 非药物疗法

（1）每天早晨5～7点，做骑马蹲裆势的蹲功，意念守在脐下小腹内；意念跑了，再收回来。要守在小腹内不放，每次蹲30～60分钟。开始时，蹲势可以高一点，时间也可以少一些，逐渐增加力度和时间。但是，练到小腹发热不好受时，就必须停练，以免出偏差。在练此法期间，性生活每周不可多于1次。

（2）针灸。取穴命门、关元、中极，三阴交、水道、内关。命门穴用捻转补法；关元穴，用呼吸补法；三阴交穴，用捻转补法；内关穴，提插泻法；水道穴，用呼吸补法。

（3）每天晚上睡觉前，用手掌搓热捂在耻骨联合处一会。

3. 营养与饮食疗法

（1）牛肉、羊肉、鸡肉、狗肉、桂圆、荔枝、芝麻、黑芝麻、黑大豆、栗子、核桃、芋头、韭菜、泥鳅等，都对阳痿有一定的治疗或辅助治疗作用。

（2）增加营养。

（3）应当长期服用维生素 B_1、维生素 C 及维生素 P。

（4）每天吃山药 500 克，不拘泥吃法，有较好的补肾阳作用。

（5）核桃仁每日早晚各嚼服 50 克，有治疗阳痿作用。

4. 禁忌与注意事项

（1）要限制性生活频率。许多古代养生文献中，都有这方面的记载。认为这种患者的性生活频率：20～30岁者，每周2次；30～40岁者，每周1次；40～50岁者，每10日1次；50～60岁者，每月1次；60岁以上者每半年1次，或者一年1次。

（2）属于肾阳虚范围，不可吃寒凉类饮食，如冰制品、冰箱内食物、梨、香蕉、西瓜、茄子、土豆、菠菜、芹菜等。

八、慢性前列腺炎

（一）疾病特点简介

慢性前列腺炎是中老年男性常见疾病，是由细菌感染引起的。主要表现为：尿频、尿急、尿道疼痛，排完尿常有白色黏液从尿道中滴出，疼痛常向会阴、耻骨、骶骨、睾丸、阴茎放散。绝大部分都伴有早泄，常有失眠、健忘、多梦、头晕等症状。前列腺炎常与尿道炎、精囊炎、附睾炎同时并存。此病的发生，常与嗜酒、骑车和手淫相关。

（二）治疗

1. 历代自疗简便名方

（1）白芷、草薢各30克，甘草10克，水1500毫升。用水煮20分钟，待水温降至50℃时，坐入盆内，小腹下部没入水中。并设法把水温大致固定在50℃左右，每次坐半小时。（《广利方》）。

（2）大黄90克，加水500毫升，小火煮20分钟，把水倒入瓷盆中，熏会阴部，待水温下降时，再用此水洗会阴。（《本草纲目》）。

（3）荸草30克，加水煮20分钟，滗出药汁，加醋50毫升，1次饮用，每日2次。（《范汪方》）。

（4）稻草500克，水1500毫升，煮40分钟。然后捞出稻草，再把药汁煮剩500毫升，每日分2次服完。（《本草纲目》）。

（5）采嫩柳树叶，煮10分钟之后，捞出晒干，再与茶叶等量混合，开水浸泡，常饮用。（《本草纲目》）。

（6）菟丝子、茯苓、麦冬各9克，用水煮30分钟，滗出药汁，每日分2次服完（《本草纲目》）。

2. 非药物疗法

（1）针灸。选穴：中极、曲骨、秩边透水道。秩边透水道，采用直刺深透；曲骨与中极，直刺3寸，用捻转补法。

（2）拍疗。精神集中，虚站，全身放松，双掌借臂用中等力度不断拍打前耻骨与后骶骨，早晚各拍300次。

（3）每天睡觉前将手掌搓热放在耻骨联合处一会。

（4）每天用较快行进的速度散步2次，早晚各1次，每次40～60分钟。

（5）患病期间减少性生活次数，一则防止细菌感染妻子；二则有利于康复。

3. 西医疗法简介

（1）呋喃妥因每次0.1克，每日3次，口服。

（2）吡哌酸每次0.5克，每日3次，口服。

（3）诺氟沙星每日400～800毫克，分3～4次服。

（4）按摩疗法。患者俯卧，光脚踩揉骶骨20分钟。

4. 营养与饮食疗法

（1）多吃豆制品、乳制品、蛋类、猪瘦肉及蔬菜。

（2）口服维生素A、维生素C，以增强免疫功能和抗感染能力。

（3）加强饮食营养。

5. 禁忌与注意事项

（1）忌吃一切辣味食物及桃、杏、茴香、香菜、蒜薹等助细菌感染之类的食物。

（2）预防风、寒、湿、热侵袭。

九、前列腺增生

（一）疾病特点简介

前列腺增生又叫前列腺肥大，是老年男性常见疾病。由于前列腺肥大压迫尿道，引发下尿道部分堵塞或完全性阻塞而致尿潴留及继发感染。主要特征：排尿不畅进行性加重。早期症状有尿频、夜间尿多，逐渐就变成排尿困难，排尿无力，或者排尿时，淋漓不净；重者，基本完全堵塞或尿失禁。

（二）治疗

1. 历代自疗简便名方

（1）生黄芪 100 克，滑石 30 克，琥珀细末 30 克。先将滑石和黄芪用水煮两次，把两次药汁合到一起。再将琥珀细末，加进药汁里，充分混合后，每日分 2 次服。15 日为 1 个疗程（《中国中医秘方大全》）。

（2）棕树皮，烧焦后研成细末，早晚各服 10 克。（《本草纲目》）。

（3）白芷、萆薢各 40 克，甘草 15 克，加水 3000 ~ 4000 毫升煮沸20 分钟后，待水温降到 50℃时，浸泡臀部，坐 30 分钟。主治前列腺炎与肥大（《本草纲目》）。

（4）独头大蒜 1 头，食盐 1 克，栀子 10 克，一起捣烂后，贴在肚脐上。治前列腺肥大（《外台秘要》）。

（5）仙茅 300 克，研末，用白开水调和制成梧桐子大药粒，每次服

40粒，每日2次，治老年小便不畅（《本草纲目》）。

（6）粒盐100克，用锅炒黄，用白酒调成糊，敷在肚脐上，治老年小便不畅（《家藏方》）。

（7）草乌头30克，用童尿50毫升浸泡7日，除去尿液，加入食盐3克，用锅炒黄，研末，用米酒调和制成梧桐子大药粒，每次服20粒，每日2次，15日为1个疗程，治老年遗尿（《本草纲目》）。

（8）狗脊（金毛狗）200克，制成药粉，每次4克，用米汤送服，每日2次，15日为1个疗程，治老年遗尿（《本草纲目》）。

（9）鲜菟丝子100克，捣烂榨汁，分2次服完，每日1剂，治老年小便淋漓（《范汪方》）。

2. 非药物疗法

（1）针灸：针刺三阴交、膀胱俞、气海、横骨、关元、水道穴。

（2）重力拍打疗法：双掌前后用力拍打耻骨与骶骨处，早晚各300次。

（3）每次排尿时，身心完全放松，在排尿完时，再宁心静气的站两分钟，一者，使尿尽量排尽；二者，用臆想的方法，仍在排尿。天天如此，2个月后，症状会好转，并且一天比一天好。

3. 西医疗法简介

控制前列腺增生。保列治口服每次5毫克，每日1次，6个月后观察疗效。普乐安口服，每次3～4片，每日3次。

4. 营养与饮食疗法

（1）口服维生素A、维生素C，长期服用。

（2）锌有调节睾丸酮作用，对前列腺增生有治疗作用。

（3）平时要加强饮食营养。

5. 禁忌与注意事项

（1）培养豁达大度胸怀，减少心理负担。

（2）每次小便要克服惧怕心理，愈怕愈排不出来。

十、尿闭

（一）疾病特点简介

这是一种排尿不畅、排尿困难的疾病。患者憋尿很痛苦，但是又排不出来；严重者，下腹胀痛，坐卧不安。小腹下部可以摸到膨胀的膀胱。患此病主要原因有：神经紧张、前列腺肥大、手术或创伤、尿道炎及尿道结石等。此病属于中医学的"癃闭"范畴。大致有湿热与肾阳虚两类。

（二）治疗

1. 历代自疗简便名方

（1）白颈蚯蚓、茴香各等份，捣碎榨汁，饮之即愈。每次饮 12 毫升，每日 2 次（《朱集验方》）。

（2）用通利法治疗尿闭，《本草纲目》还推荐如下两种中药：瞿麦（治疗尿道炎症引起的尿闭：制末，每次食 2 钱）；葵花（治尿闭：1 两葵花、五份麝香，捣碎，水煎服。用葵根也可以）。

（3）用清火法治疗尿闭，《本草纲目》还推荐如下中药：桔梗（治疗火毒性小便不通：桔梗，焙后，研末，频服）；小麦（尿道炎引起的尿闭：小麦 1 两与通草 5 钱，水煎服）；栀子（栀子，降火，小便自然通：水煎服）；猪脂（通小便：每次 1 两，水煮食）。以上诸药，煎剂用量 6 ~ 15 克；散剂用量 3 ~ 6 克。

（4）调气治尿闭，《本草纲目》还推荐以下中药：玄胡索（治小儿小便不通：与苦楝子等量，制末，服用）；马连花（通小便：与茴香、葶苈等量，制末，用米酒送服）；葱白（治初生小儿尿闭：葱白用乳汁煎服）；杏仁（治疗突然尿闭：27个杏仁，炒后，制末，服用）；槟榔（治尿闭：用蜜煎服）；以上诸药，煎剂用量 6～15 克；散剂用量 3～6 克。

（5）治疗阴虚内热型尿闭，《本草纲目》还推荐如下中药：知母（治疗热在下焦，小便不通，不渴：知母1两，酒洗黄檗1两，肉桂1钱。合一，制末，制丸，食用）；紫菀（妇女突然尿闭：制末，用新水吃3钱）；牡蛎（治疗尿闭：与黄檗等份，制末，食用）；桑螵蛸（治尿闭：同黄芩煎服）；贝子（治尿闭：烧成炭，研末吃）；鸡蛋黄（治尿闭：生吞数枚）；发灰（有治尿闭功用）。上药，煎剂用量，6～15 克；丸剂与散剂用量，3～6 克。

（6）尿闭外治，《本草纲目》还推荐如下中医疗法：莴苣（捣烂贴肚脐）；茴香（同蚯蚓捣烂，贴肚脐）；大蒜（同甘遂捣烂，贴肚脐，并且用艾叶灸3炷，效果显著）；葱白（同葱、盐、巴豆、黄连，捣烂贴肚脐）。

2. 非药物疗法

（1）暗示通尿法：对于因为神经紧张因素而导致排尿困难病例，有很好的效果。其方法如下：用某些事物转移思路，或用流水声音诱导排尿，或做虚静功：全身彻底放松，自然会心无杂念，而入静态。达到静态，小便闭塞症状便会自行解除。

（2）把食盐用锅炒热，趁热装袋，放在耻骨联合处上热敷，每日1次。

3. 西医疗法简介

（1）坦舒洛辛每次 0.2 毫克，每日 1 次，口服。有缓解前列腺压迫尿道的作用。

（2）治疗尿道炎症：①吡哌酸每次 0.5 克，每日 3 次，口服。②诺氟沙星每日 400～800 毫克，分 3 次服。③阿莫西林每日 1～4 克，分 3～4 次服。

（3）如果是外科问题，需外科解决。

4. 营养与饮食疗法

（1）钾、钙与维生素P有辅助治疗作用。

（2）阴虚内热型（怕热喜凉，五心烦热等）要多食偏阴凉类食物；肾阳虚型的前列腺病（如怕冷喜热，四肢偏凉等）应多食偏阳热的食物，如牛肉、羊肉、鸡肉、狗肉、荔枝、桂圆等。水芹菜、苋菜、马齿苋、莴苣等，通过烹制，天天食用，有通滞利窍作用。

5. 禁忌与注意事项

（1）消除一切原因的精神负担与紧张。

（2）不吃辛辣等食物。

十一、膀胱炎

（一）疾病特点简介

　　膀胱炎是指膀胱的细菌感染，中西医均分急慢两型。主要表现为尿频、尿急与排尿时感到尿路灼痛感。严重时，可能发热。急性发作时，症状重；慢性期，症状较轻。

（二）治疗

1. 历代自疗简便名方

　　（1）鲜牛膝根、叶各 30 克，放入米酒 100 毫升中，煮 5 分钟后服药酒，每日 2 次。主治小便急痛（《本草纲目》）。

　　（2）牛蒡子 9 克，生地黄 24 克，研成细末，用蜜煎后服用，每日 2 次（《本草纲目》）。

　　（3）蒲公英 30 克（鲜蒲公英用 100 克），用水煮 10 分钟，取汁服，每日 2 次（《本草纲目》）。

　　（4）海金沙 9 克，绿茶 6 克，用醋煮 15 分钟，把药醋 1 次服下，每日 2 次（《本草纲目》）。

　　（5）甘草 4 克，延胡索 9 克，苦楝子 6 克。3 种药混合研成细末，加酒煮 5 分钟，取酒与药一起服下，每日 2 次。主治排尿灼痛。

2．非药物疗法

（1）针刺膀胱俞、关元、三阴交、太溪等穴。

（2）拍打疗法，每次拍耻骨联合，前后各300下，每日2次。主治慢性尿道炎。拍打不要用力过大。

3．西医疗法简介

（1）吡哌酸每次0.5克，每日3次，口服。

（2）诺氟沙星每次200毫克，每日3次，口服。

（3）氨苄青霉素，儿童每千克体重50～100毫克，分4次口服；成人每日2～6克。

（4）头孢氨苄（先锋霉素片）每日1～2克，分3～4次服。

（5）复方磺胺甲噁唑首次2克，以后每日2克，分2次服。

（6）环丙沙星每次0.5克，每日2次，口服。

4．营养与饮食疗法

（1）在尿道炎的慢性期，如果症见五心烦热，尿黄，怕热喜凉等，要多吃养阴类食物，如小米、荞麦面、苋菜、竹笋、冬瓜、木耳、紫菜、白木耳、黑芝麻等。

（2）要多吃维生素C、维生素E、钙、锌等含量多的食物。维生素C含量多的食物，主要有绿色蔬菜；维生素E含量高的食物，主要有各类种子、干果等；钙含量高的食物主要有海产品、豆制品、乳制品、蛋类等；锌含量高的食品主要有肝、海产品、蛋类。

5．禁忌与注意事项

（1）不吃辣味食物及桃、杏；重者，不吃牛肉、羊肉、鸡肉、鱼肉、荔枝、桂圆等食物。

（2）养生功，忌在卯时练；病情严重者，11点前不可练。

十二、尿血

（一）疾病特点简介

血尿是泌尿系统疾病的一种症状。急性炎症、肿物、结石等都能引发尿血。

（二）治疗

1. 历代自疗简便名方

（1）白茅根 30 克，用水煮 30 分钟，除去药渣，药水 1 次服下，每日 2 次（《淡野翁方》）。

（2）新鲜的大蓟、小蓟（俗名刺菜）各 60 克，捣烂，榨出汁，1 次服下，或者加水 200 毫升煮 10 分钟，服药汁，每日 2 次（《圣惠方》）。

（3）小蓟 30 克，藕节 9 克，水煮去渣，用药汁送服六味地黄丸 1 丸，每日 2 次（《本草纲目》）。

（4）莴苣 100 克，捣成烂泥，敷在肚脐上，治小便带血（《海上仙方》）。

（5）鲜茄叶 90 克，加水 300 毫升煎煮，煮沸 10 分钟，滗出茄叶汁，顿服，治小便带血（《经验良方》）。

（6）鲜地黄榨汁 30 毫升，鲜姜榨汁 20 毫升，二药合一，顿服，每日 2 次（《子母秘录》）。

（7）治疗尿血（指小便出血，小便赤红，甚至尿出纯血）的药，《本草纲目》还推荐如下中药：芭蕉根（与旱莲等分，水煎服）；白芷（与当归等量，制成末，服用）；茅根（与干姜等量，水煎服）；甘草（治小儿尿血：水煎服）；郁金（治血淋、血尿：与葱白等量，水煎服。葱白用量，1两）；仙鹤草（治尿血：与蚌粉、槐花、百药煎等量，制末，食用）；淡豉（治尿中有血丝：水煎服）；麦麸（治尿血：炒香，与猪脂同食）；乌梅（烧炭，制成末，用醋糊丸吃）；地骨皮（治尿血：鲜地骨皮，水煎汁挂锅，滗汁，用米酒送服）；鲜柏叶榨汁（治尿血：与黄连素等量，制成末，用米酒送服）；乳香（治尿血：制末，食用）；五倍子（与盐梅等量，研末，制丸用）；蚕茧（治大、小便血：同蚕沙、僵蚕、少许麝香，合一制末，食用）。以上诸药，煎剂用量6～15克；丸、散用量3～6克。

（8）治疗血淋（小便涩痛，尿中带血），《本草纲目》还推荐如下中药：海金砂末（治疗血淋：用砂糖水服1钱）；葵根（治血淋：同车前子等量，水煎服）；茅根（治血淋：同干姜等量，水煎服）；黑牵牛子（半生半炒，制成末，姜汤送服）；香附（治血淋：同陈皮、赤茯苓等量，水煎服）；白微（同芍药制末，酒送服）；赤小豆（炒熟，制成末，葱汤送服）；桃胶（是治疗尿血和血淋的要药：同木通、石膏水煎服，效果更好）；山栀子（治血淋：同滑石，共制末，葱汤送服）；头发灰（治大、小便血：米汤送服）。

以上诸药，煎剂用量6～15克；散剂用量3～6克。

2. 非药物疗法

（1）针刺膀胱俞、中极、三阴交、阴陵泉等穴（用补法）。

（2）用冰袋冷敷在耻骨联合上适当时常。

3. 西医疗法简介

（1）如果有炎症，应给以消炎药。如呋喃妥因、吡哌酸、诺氟沙星、环丙沙星、青霉素等。用法遵医嘱。

（2）可以用卡巴克洛、仙鹤草素等止血药。

第五章

五官科疾病

一、牙本质过敏

（一）疾病特点简介

　　牙齿过敏，基本都是发生在牙齿已经生病的情况下，或齿髓半露，或龋齿初成，或已有蛀洞。在这些情况下，吃过酸、过甜、过凉、过热、过辣等食物，就会感到不适或疼痛。

（二）治疗

1. 历代自疗简便名方

　　（1）空口细嚼核桃仁（《日华子本草》）。

　　（2）用碘酊涂过敏牙齿。

　　（3）香附、生姜、食盐各等量，研成细末，天天用此药抹擦病牙（《本草纲目》）。

　　（4）治疗湿热引起的牙齿过敏，《本草纲目》还推荐如下中医疗法：白芷（治疗过敏：同细辛制末，揩牙）；黄连（治由胃火引起的牙过敏：用黄连末揩牙）；香附（香附、生姜、青盐，合制末，揩牙，有去敏、固齿作用）。

　　（5）治疗由肾虚引发牙齿过敏的中医疗法，《本草纲目》还推荐如下方法：旱莲草（同炒焦的青盐，制末，揩牙）；补骨脂（同青盐制末，揩牙）；独头蒜（烧熟，熨牙）。

2．非药物疗法

（1）叩齿健齿法，有固牙脱敏作用，每回叩齿300下，每日1次。

（2）小便时咬紧牙。如果每次排尿先咬紧牙，就不容易生牙病。民间有一句俗语："大便不用力，小便咬紧牙。"大便不用力，防治痔疮，小便咬紧牙，防治牙病。

（3）经常按摩下关与颊车两个穴位。

3．西医疗法简介

找出病牙，或修补，或戴套，对症治疗，由牙医处理。

4．营养与饮食疗法

（1）多吃维生素D与钙。

（2）中老年人吃东西，不要忽冷忽热、过甜、过酸。可选用防过敏牙膏刷牙。

5．禁忌与注意事项

（1）少吃或不吃甜食，更不要把糖块久久含在口内。糖块在口中多停留一些时间，牙齿就多受一点侵蚀。

（2）一旦吃了甜食，吃后马上漱口，或者刷牙，清除糖渣。

（3）有过敏情况发生，及时找牙医检查，早发现，早治疗。

（4）每天早晚各刷牙1次。

（5）舌、咽、牙有炎症，疼痛，不要用含糖的含片。

二、鼻出血

（一）疾病特点简介

这是一种鼻腔内出血的病。引起鼻出血的主要原因有：鼻内炎症、鼻碰伤、擤鼻子压力大或血液病；血液凝血机制障碍引发的鼻出血可能会引发大出血甚至休克。中医学根据出血轻重，把此病分成两种。轻者，叫鼻出血，重者，叫鼻洪。鼻洪大致相当于凝血机制障碍引发的大出血。

（二）治疗

1. 历代自疗简便名方

（1）取适量的枯矾末吹入鼻腔内（《本草纲目》）。

（2）用新棉笤蘸葱汁（最好是消毒的脱脂棉）塞入鼻腔（《本草纲目》）。

（3）把头发烧成的灰吹入鼻腔内（《本草纲目》）。

（4）用新汲的井水洗脚（《叶氏方》）。

（5）三七3克，放在嘴里嚼，愈碎愈好，然后用米汤送下（《濒湖集简方》）。

（6）用化瘀散滞法治鼻衄，《本草纲目》还推荐如下疗法：大黄（止衄血：同黄连、黄芩等量，水煎服）；茜草（有治衄血功用：制成粗末，水煎服）；三七（有止鼻衄作用：制成末，米泔水送服）；蓖麻叶（治鼻衄：

涂油炙，趁热，熨敷囟门上）；鲜萝卜榨汁（治鼻衄：注入鼻腔中）；血竭（制末，吹入鼻腔中）；硇砂（治衄血不止：制末，用水送服二钱）；白矾末（止鼻衄血：吹入鼻腔）；白矾（止衄血：制末，吹鼻）；头发烧灰（吹入鼻腔，止鼻衄血）。

（7）用滋阴清热法治鼻衄，《本草纲目》还推荐如下疗法：当归（衄血不止：制末，服用）；黄连（治鼻衄血不止：水煎服）；荆芥（治鼻出血：烧成炭，研末，白水送服）；麦冬（吐衄不止：同生地黄，水煎服）；槐花（同乌贼骨制末，吹入鼻腔）。

（8）用理气法治鼻衄血，《本草纲目》还推荐如下中医疗法：桔梗、乌药、沉香（三药都有治衄血作用：水煎服、制末，吃用，皆可）；白芷（治衄血：制末，水调糊，敷鼻根处）；延胡索（塞耳，治疗衄血）。

（6）（7）（8）三条中诸药，煎剂用量 6 ~ 15 克；丸、散剂用量 3 ~ 6 克。

2．非药物疗法

（1）用冰袋直接敷在鼻腔外的皮肤上。

（2）特殊止血法，用纱布堵死鼻腔的内外两个开口处。其具体方法如下：用纱布卷成两个圆锥形塞子，用一根缝合粗线，从外鼻道送进鼻腔内，令其从鼻咽口（口腔中）探出。或者令患者把线吸入口腔。通过这根线，再内外穿通 1 条粗线；然后，内外线各绑一个纱布塞，外线向外拉，内线向里拉。其结果：内塞，塞住鼻内口；外塞，塞注鼻腔外口。鼻腔继续出血，当出到一定量，产生一定压力时，出血就会自行停止，3 天后，取出棉塞。此法，在一切方法无效的情况下用（《行医经验方法》）。注意，此法应在医院由专业医生进行。

3．西医疗法简介

（1）注射用肾上腺素液，滴鼻。

（2）卡巴克洛 5 ~ 10 毫克，肌内注射，每日 3 次。

（3）维生素 K_3 4 毫克，肌内注射，每日 2 ~ 3 次。

（4）鼻腔内滴麻黄碱，或用脱脂棉蘸麻黄碱注射液塞入鼻腔内。

4. 营养与饮食疗法

（1）经常发生鼻出血者，在未彻底检查前，应当天天服维生素 K_3 片，每次 4 毫克，每日 3 次。

（2）多吃维生素 K_3 含量高的食物。

5. 禁忌与注意事项

（1）保护鼻子，减少碰撞。

（2）尽量不要轻易用指甲挖鼻腔。

（3）鼻道内有炎症，抓紧时间治疗炎症。

（4）血液病患者，要十分小心，做好自我保护。

三、火眼（急性结膜炎）

（一）疾病特点简介

　　火眼是眼结膜急性炎症。起病较急，双眼多同时发病，红肿、流泪、怕光；重者，可能发热。西医学叫急性结膜炎，得不到及时相应治疗，很可能留下轻重不同的后遗症。

（二）治疗

1. 历代自疗简便名方

　　（1）新鲜菖蒲（水菖蒲）叶捣成泥，用纱布裹起来，放在病眼上冷敷，效果良好（《本草纲目》）。

　　（2）挂金灯（俗称红姑娘）的青叶，用 1% 的冷盐水浸泡。每次取 6 ~ 7 片叶子重叠冷敷在眼上。

　　（3）用百沸水（煮沸 100 次的水），放置凉后，勤洗眼睛（《本草纲目》）。

　　（4）把高良姜细末吹入鼻孔，引发打喷嚏（《谈野翁经验方》）。

　　（5）秦皮（蜡树皮）60 克，加清水 300 毫升浸泡，等水中出现绿色时，把水点在眼内，每 1 小时左右点 1 次（《外台秘要》）。

　　（6）黄柏树皮（嫩黄皮）用 1% 盐水浸泡 2 小时以后，取此皮敷在眼睛上。

　　（7）鲜车前叶 60 克，捣碎榨汁，把药汁煮沸 3 分钟，凉后，用银耳勺醮药水点病眼。

（8）治疗眼红肿，《本草纲目》还推荐如下中医疗法：黄连（治眼睛红肿，黄连制成末，用水调成糊，贴足心）；黄芩（治眼睛红肿、瘀血，水煎服）；芍药（治目红涩痛，水煎服）；龙胆（治眼睛红肿，痛不可忍，同柴胡，水煎服）；葳蕤（治目痛，眦烂，痛不可忍，同芍药、当归、黄连，水煎，滗出水，沉淀出清水，洗眼）；夏枯草（是治眼痛、红肿要药，水煎服，剂量要大些）；艾叶（同黄连煎水洗）；豆腐（切片，水煮，温敷）；海螵蛸（与铜绿，用水浸泡，洗妇女目红肿）；人乳（治红眼多泪，点眼）。以上诸药，水煎用量，6～15克。

2. 非药物疗法

（1）针刺睛明与太阳穴（用泻法）。

（2）冰块包裹，冷敷病眼。

3. 西医疗法简介

（1）每日用盐水洗眼数次。

（2）用氯霉素眼药水滴眼，每次2～3滴，每日2～3次。

（3）重者应当用抗生素：①青霉素每次80万～320万单位，肌内注射或静脉滴注，每日2～3次。用前应做过敏试验；②阿莫西林每次0.5～1克，每日3次，口服；③红霉素每次0.5克，每日4次，口服；④强力霉素每次0.2克，每日1次，口服。

4. 营养与饮食疗法

（1）生病期间的饮食，以偏寒凉为好，如冰制品、冰箱内冷食，以及各种偏凉的食物，如菠菜、芹菜、黄瓜、小米、豆制品、奶制品等。

（2）增加维生素C的摄入量。既可以直接口服维生素C，也可以多吃绿色非辣性蔬菜。

（3）吃各种具有凉性类食物，如荞麦面、马齿苋、苋菜、丝瓜、水芹、西瓜、甜瓜等。

5. 禁忌与注意事项

（1）即使痒痛难耐，也不准用手去揉眼。

（2）忌吃一切辛辣类和温热类食物，如五辣、桃、杏、荔枝、桂圆、扁豆，以及牛、羊、鸡、狗、鱼等肉。

四、急、慢性中耳炎

（一）疾病特点简介

本病中医学叫耳底病，或叫耳心痛。急性期常伴耳聋，中后期则向外流黄水或脓液。如果炎症使耳底鼓膜穿孔，就会并发听力障碍，少数病例可能合并邻近组织发炎。

（二）治疗

1. 历代自疗简便名方

（1）用蛇蜕（蛇皮）烧成灰，研成末，取药末少许，用纸筒吹入耳底（《本草纲目》）。

（2）蛇床子、黄连各等份，研成细末。取药末 0.1 克用纸筒吹入耳底，每 3 日 1 次（《金幼秘鉴》）。

（3）老葱管内的葱汁与等量的附子细末 0.1 克，灌入耳中，3 日灌1 次。适用于慢性、经久不愈的中耳炎（《肘后方》）。

（4）用韭菜榨出的汁，每天向耳底滴 3 次。适用于慢性中耳炎（《本草纲目》）。

（5）蚕茧 10 克，白矾细面 50 克。把矾面装入蚕茧内，放在沙锅中烙，待白矾溶化时，用筷子搅动，使其变干为止，凉后，研成细末。每次用双氧水洗耳，再把此药粉吹入耳底。适用于慢性中耳炎（《本草纲目》）。

（6）鲜益母草 100 克，捣烂，榨出药汁，取药汁 15 滴，滴入耳道，每日 1 次，治中耳炎流液（《本草纲目》）。

（7）治疗中耳炎，《本草纲目》还推荐如下中医疗法：木鳖子（治疗中耳突然热痛：同小豆、大黄，制末，用油调和，捲入纱布，塞入耳内）；菖蒲（治中耳肿痛：炒后，制末，醋调，捲入纱布，探入耳道）；茱萸（治疗耳内肿痛：与大黄、乌头，制末，水调，敷足心）；炒盐（做枕，治中耳炎）；鳝鱼血（血滴耳道，治中耳炎）。

2. 非药物疗法

（1）针灸：①急性中耳炎。针刺听会、翳风、耳门、丘墟、足三里等穴。②化脓性中耳炎。针腕骨、外关、合谷、昆仑、足三里等穴。

（2）做耳操：①双食指分别塞堵外耳道，然后分别快速拔出去，每次做 200 下，早晚各 1 次。②用双手分别捏揉两耳郭，每次做 10 分钟。

以上两法适用于慢性中耳炎。

3. 西医疗法简介

（1）用氯霉素眼药水滴耳。

（2）在急性期可以用青霉素，每次 80 万 ~ 320 万单位，每日 2 ~ 3 次，肌内注射或静脉滴注，需皮试。在已经化脓阶段，可以口服红霉素 0.25 ~ 0.5 克，每日 4 次。强力霉素每次 0.2 克，每日 1 次，口服。阿莫西林每次 0.5 克，每日 4 次。上药任选两种。

4. 营养与饮食疗法

（1）维生素 A、维生素 B_5、维生素 C、维生素 D、维生素 E 等，都有不同程度的辅助治疗作用。可以直接口服这些药。

（2）口服锌制剂，有辅助治疗作用。

5. 禁忌与注意事项

（1）所用的毛巾等物，应当经常用水煮沸，消毒。

（2）忌腥、辣食物。

（3）情绪稳定。

五、酒渣鼻

（一）疾病特点简介

主要表现为鼻头发红，鼻头增大，表面隆起，高低不平，好似赘生物，或鼻部皮肤起疹，溃破后，成白粉膏状。中医称为酒糟鼻，治疗原则：清热、凉血、散结。

（二）治疗

1. 历代自疗简便名方

（1）用香油泡使君子仁，每晚睡前吃5个（《本草纲目》）。

（2）硫磺15克，轻粉8克，杏仁40克。共同研成细末，加一些护肤膏，使其成为膏，每天不断用此膏涂鼻病处（《瑞竹堂》）。

（3）硫磺粉、大黄粉各10克。加冷水搅拌成药膏，用脱脂棉蘸药膏，涂抹鼻病处，以发痒为度，每日1次（《本草纲目》）。

（4）雄磺、硫磺各等量，研细末，用细箩筛出极细末，再用乳汁调和成膏，涂抹鼻病处，每日1次（《本草纲目》）。

（5）苍耳子、栀子、橘核、木兰皮、百草霜、蜂房、大黄、薄荷、地骨皮、桦树皮、蝉蜕、石膏、黄连、马蔺子等对此病都有一定疗效。

（6）苍耳子30克，凌霄花30克，混合制成药画涂鼻，1日数次，（《本草纲目》）。

（7）治疗酒渣鼻，《本草纲目》还推荐如下中医治疗方法：木兰树皮（治酒渣鼻：木兰皮用醋浸泡后，晒干，研成末，天天吃）；蜂房（炙后，研末，用米酒送服）；蓖麻仁（同大枣、白果，研成末，制丸食）；槟榔（同硫磺、龙脑，研末，用酥油调涂）；没石子（研末，水调涂）；密陀僧（研末，水调涂）。以上诸药，煎剂用量 6 ~ 12 克；丸、散剂用量 3 ~ 6 克。

2. 非药物疗法

（1）针灸对本病有一定疗效。

（2）每日用温水和中性洗涤液，洗面 2 次。

（3）保持大便通畅。

3. 西医疗法简介

（1）外用硫磺软膏适量，每日 1 ~ 2 次，涂鼻。

（2）可试用甲硝唑，每次 0.4 克，每日 3 次，口服。

4. 营养与饮食疗法

多吃各种富含维生素的食物。但是，这些食物必须是属于偏寒凉之类的。如含维生素 A 多的食物主要有动物肝类与禽蛋类，含维生素 P 量高的食物主要有猪肉、豆制品、猪心、苋菜等，含维生素 B_1 多的食物主要有豆制品、猪肉、绿豆等，含维生素 B_2 多的食物，主要有苋菜、蘑菇、猪肉等，含锌多的食物主要有蘑菇、猪肉等。

5. 禁忌与注意事项

（1）忌吃一切辣味食物。

（2）不吃或少吃一切温热类食物，如鸡肉、狗肉、牛肉、羊肉、鱼肉、荔枝、桂圆等。

（3）不要熬夜，保持充足睡眠。

六、慢性鼻炎

（一）疾病特点简介

慢性鼻炎，中医称鼻窒。主要症状有经常流鼻涕，多为双侧，经常感到鼻道堵塞。重者，经常头昏脑涨，嗅觉迟钝，鼻水有臭味，时好时坏，记忆力减退。中医治疗主要用清宣肺窍和凉血解毒等法。

（二）治疗

1. 历代自疗简便名方

（1）苍耳子 15 克，白芷 10 克，辛夷 10 克，薄荷 10 克。用水煮，去渣，服药汁，每日 1 剂，分 2 次服（《本草纲目》）。

（2）用老葱管中的液体，把附子末调成稀糊，贴在涌泉穴上，每日换 1 次（《普济方》）。

（3）丝瓜藤接近地面的根茎 30 克，晒干后，研成细末，用黄酒 1 次送服，每日 2 次（《医宗金鉴》）。

（4）草乌头 6 克，苍术 9 克，用水煮汁，1 次服，每日 2 次。治鼻流臭涕（《本草纲目》）。

（5）百草霜，每次 9 克，每日 2 次，治臭鼻漏（《本草纲目》）。

（6）川芎、草乌头、防风、大蒜等，也有治疗慢性鼻炎的作用。

（7）辛夷 100 克，干枇杷花 100 克，混合制成细末，每次 4 克，每日 2 次（《日华本草》）。

（8）治疗鼻炎，《本草纲目》还推荐如下中医疗法：贝子（治鼻渊流脓血：烧成炭后，研成末，每次 2 钱，用米酒送服）；白芷（治慢性鼻炎，流臭水：同硫磺、黄丹，研末，吹入鼻孔）；鲜皂角（治慢性鼻炎：鲜皂角榨汁，注入鼻腔，）；艾叶（治疗慢性鼻炎：艾叶、同细辛、苍术、川芎，研成末，放顶门，隔手帕，熨之）；破瓢（治慢性鼻炎：烧灰，同白螺壳灰、白鸡冠灰、血竭末、麝香末，用酒水调合作饼，置于顶门上，再用艾灸）。

2. 非药物疗法

（1）用双拇指的第一节，贴在鼻两侧，上下搓揉按摩鼻子，每次做 300 下，每日 2 次。

（2）针刺印堂、迎香、曲池、阴陵泉、丰隆、列缺等穴。

3. 西医疗法简介

（1）鼻炎膏外用涂患处，每日 2 次。

（2）溶菌酶肠溶片每次 30～50 毫克，每日 3 次，口服。

4. 营养与饮食疗法

（1）多吃偏凉之类食物，如小米、荞麦面、菠菜、茄子、土豆等。

（2）适当补充维生素 C、维生素 E 及锌。

（3）应多吃一些高热能、高维生素的食物。

5. 禁忌与注意事项

（1）要多锻炼身体。应当多带口罩。

（2）擤鼻时只可按一侧鼻子，双侧同时按，容易使脓液反流入中耳及副鼻窦，引发新的感染。

（3）不吃辣味食物。

七、口糜

（一）疾病特点简介

　　口丫疮是中医学病名。初起，口角或鼻下微有干燥与灼热感，逐渐红肿，或起水疱。水疱破裂后，流出黄色液体；局部形成糜烂面。幼儿生此病，常经久不愈。西医学认为，与缺乏核黄素有关。

（二）治疗

1. 历代自疗简便名方

　　（1）蒲公英30克，炖猪肝150克，分2次服。

　　（2）麦冬、芍药各9克，水煮分2次服。每日1剂（《普济方》）。

　　（3）黄连碱（素）、核黄素（维生素 B_2）、氯苯那敏各2片。混合研成极细末，用凡士林（或润肤膏）把药面调和成膏，涂病唇，每日数次。如果病处有渗出物，可先用1%的盐水清洗后再涂。

　　（4）白芥子2～4克，捣成烂泥，直接涂到口丫疮上（《本草纲目》）。

　　（5）西瓜皮20克，用火烧熟，敷在疮面上，每日换2～3次（《本草纲目》）。

　　（6）治疗口角糜烂，《本草纲目》还推荐如下中医疗法：栗子（治疗口疮：栗子煮熟，天天食）；龙脑（治口唇糜烂，与黄檗、龙脑，研末，用蜜调和作丸食）；地骨皮（治疗口舌发泡或者糜烂：同柴胡煎服）；

细辛（治疗口舌生疮糜烂，与黄连、黄檗，制成末，用醋调糊，贴肚脐）；升麻（同黄连，制成末，口含）；杏仁（同少量轻粉，睡觉前，咀嚼，吐出）；黄檗（治口舌生疮，用蜜浸泡后，含之）；鲜黄檗（榨汁，含咽）；朴消（口舌生疮，口含之）；天南星（同密陀僧，研末，用醋调糊，贴眉心）；细辛（研末贴肚脐）；生天南星（与草乌、黄檗，研末，醋调糊状，贴足心）。

2. 西医疗法简介

（1）维生素 B_2 每次 30～50 毫克，每日 3 次，口服，幼儿减半。当天即可生效，2 日内平复，3 日内基本痊愈。

（2）预防合并感染，可以同时用头孢氨苄或阿莫西林。二药用量大致一样，每千克体重 50 毫克，分 4 次服。

3. 营养与饮食疗法

多吃核黄素含量高的食物，这类食物又必须偏阴凉的。如豆制品、猪肝、蘑菇、牛奶、蛋类等。

4. 禁忌与注意事项

（1）不吃辣味食物。

（2）情绪稳定。

（3）不吃带有缓泻作用的食物。

八、口臭

（一）疾病特点简介

此病的原因，大多数是由口腔中一些炎症引起的。口腔产生的异味，是龋齿感染及黏膜溃疡病灶中散发出来的。

（二）治疗

1. 历代自疗简便名方

（1）大黄烧焦后，研成细末，每日揩牙数次。主治龋齿感染（《本草纲目》）。

（2）用藿香煮水，每日多次漱口（《本草纲目》）。

（3）明矾 4 份，麝香 1 份，研成细末，每日数次揩牙。主治牙病感染型口臭（《本草纲目》）。

（4）用 3% ~ 6% 盐水漱口每日数次。

（5）细辛 6 克，黄连 6 克，混合制成细末，频搽病灶，治口疮型口臭（《圣惠方》）。

（6）川芎块 10 克，加水 60 毫升煮 30 分钟，凉后噙于口中（《广济方》）。

（7）白豆蔻 30 克，细辛 30 克，混合制成粗末，每日取 6 克噙在口中，口中生液，随生随咽（《本草纲目》）。

（8）治疗口臭，《本草纲目》还推荐如下中医疗法：大黄（烧成炭，研成末，揩牙）；井华水（治口臭，用清晨第一次从井里汲上来的水，漱口）；密陀僧（用醋浸泡，漱口）；高良姜（揩牙）；香附（治口臭，研成末，揩牙）；其他如：香薷、山姜、高良姜、香附、黄连、白芷、薄荷、荆芥、茴香、香菜、莴苣、生姜、橄榄、橘皮、橙皮、花椒、瓜子、乳香、丁香、檀香等，或含、或擦、或浸水漱口，都有治疗口臭作用。

2. 非药物疗法

（1）每日叩牙两回，每回 300 次。

（2）每日用白开水漱口数次，每次 5 ～ 10 分钟。

3. 西医疗法简介

查出病源，分别进行治疗。

4. 营养与饮食疗法

（1）增加维生素 C 的摄入量。

（2）饮食要以清淡为主。

（3）天天喝茶，对口臭有治疗作用。

5. 禁忌与注意事项

（1）使用具有抑菌作用的牙膏，每日多次刷牙。

（2）不吃辣味食品及各种温热性食物，如牛肉、羊肉、鸡肉、鱼肉、荔枝、桂圆及桃、杏等。

（3）生活规律，少熬夜。

九、咽喉炎

（一）疾病特点简介

初起时，咽部自感干燥微痛，逐渐疼痛加剧，声音嘶哑，咳嗽。咽喉部开始时微红，逐渐肿胀，或颈部淋巴腺肿大。

（二）治疗

1. 历代自疗简便名方

（1）灯笼草（酸浆）咀嚼烂后，吐渣咽汁（《本草纲目》）。

（2）鲜射干榨汁，每次服 2 ~ 4 毫升，每日 2 次（《袖珍方》）。

（3）槐花 15 克，用水煮 10 分钟，连花带水一起服下，每日 2 次（《濒湖集简方》）。

（4）白矾 9 克，巴豆 10 多个。把巴豆劈开，取出核；然后把白矾装进巴豆壳内，用锅焙。干后，取出白矾，研成细末，再把细末装入巴豆壳内，把它放在病喉部位（《本草纲目》）。

（5）将枯矾粉少许用喇叭样纸筒吹到咽喉部位（《本草纲目》）。

（6）用降火法治疗喉炎，《本草纲目》还推荐如下中医治疗方法：甘草（治疗咽喉疼痛：甘草用蜜炮制，水煎服）；桔梗（治疗喉痹：同牛蒡子，水煎服）；牛蒡子（治疗咽喉肿痛：与马连子，研末食用）；白头翁（治下痢喉痛：同黄连、木香，水煎服）；恬楼（治咽喉肿痛，语音难出：

同僵蚕、甘草，水煎服）；通草（治疗咽喉各种肿痛：洗净的通草，口含）；灯心草（烧成灰，与盐末混合，吹红肿处）；吴茱萸（制末，用醋调成糊，敷足心）。

（7）治疗风痰型咽喉肿痛，《本草纲目》还推荐如下中医疗法：半夏（治疗咽喉痛：半夏研末，吹入鼻腔）；蛇床子（冬季咽喉痛：烧烟熏病处）；白附子（同枯矾，研末，涂舌）；芥子末（用醋调成糊，外敷喉外皮肤处）；皂荚（治疗急性咽喉炎：生研末，点红肿处）；白矾（治急性咽喉肿痛：与盐研末，点到病处）；白僵蚕（治疗急性咽喉肿痛：制末，用姜汤调灌）；鲤鱼胆汁（同灶底灰，水调糊，敷喉外皮肤上）。

2. 非药物疗法

（1）揪痧法：首先在喉骨两侧涂点水，然后，用食指与中指的第二节夹起涂水部位的皮肤，揪到适当高度，皮肤可挣脱返回。每次揪时，必须啪啪有响声。如此不断地揪，直到局部皮肤呈深红色为止。届时，就会立刻感到咽喉部轻松许多。

（2）双手提双耳：每次提100下，一要有节奏，二要中等用力。同时嘴里含一口凉水。

（3）指甲刮痧法：十指伸开，掌背对喉骨两侧皮肤，用十指背面向上刮皮肤，每回刮300～500次。一有消肿作用，二有速效止咳作用。

3. 西医疗法简介

（1）可以用各种喉含片，如碘含片、华素片、克菌定含片。含片要放到舌后部，以防止糖腐蚀牙齿。

（2）碘甘油点咽部，每日数次。

（3）急性咽炎，可以用各种消炎药：①注射用青霉素G每次80万～240万单位，肌内注射，或加生理盐水中，静脉滴注，滴注前需做皮试。②阿莫西林每次0.5克，每日3～4次口服。③复方磺胺甲噁唑首次2克，以后每12小时1克。

4. 营养与饮食疗法

（1）多吃锌含量高，且是寒凉类食物，如豆制品、猪肉、蘑菇、贝类等。也要多吃维生素 C 含量高，且属于寒凉类食物，如菜花、菠菜、苋菜、苦瓜、黄瓜等。

（2）用桔梗腌咸菜（淡一些），每日 3 次，当菜食用，对此病有治疗作用。

5. 禁忌与注意事项

（1）不可吃辣味食物。

（2）不可吃桃、杏、荔枝、桂圆等。

（3）不可熬夜。

十、牙痛

（一）疾病特点简介

　　牙痛，主要包括齿槽炎、齿根周围炎、龋齿感染与牙神经外露。齿龈炎与齿根周围炎基本都有红、肿、热、痛的炎症特征。龋齿与龋齿感染，即使局部没有红肿热痛，也常常会发生剧烈疼痛，坐卧不宁，痛苦难耐。

（二）治疗

1. 历代自疗简便名方

　　（1）胡椒粒与绿豆同时咬破，填入龋洞里，止痛效果快。但是不利于炎症治疗（《本草纲目》）。

　　（2）荜茇、木鳖子各等量，研成细末，吸入鼻内。如果打了喷嚏，就会发生明显效果（《本草纲目》）。

　　（3）丁香、胡椒、荜茇、全蝎各1份，研成细末，点于痛处，止痛。效果较快（《本草纲目》）。

　　（4）用核桃树根皮100克，加水300毫升，煮20分钟后，取温水漱口，每日4～5次。轻者1日痛止；重者3日痛止（《本草纲目》）。

　　（5）淫羊藿50克，小苏打12克。二药加水600毫升煎煮，煮剩400毫升时滗出药汁，1日数次含漱，治牙齿虚痛。

（6）治疗风热与湿热类牙痛，《本草纲目》还推荐如下中医治疗方法：黄芩（治胃火牙痛：水煎服）；升麻（治疗牙根糜烂：研末，天天食用）；附子尖（治风热牙痛：同天雄尖、蝎尾，合研末，用药末点牙、即止）；牛蒡根（治热肿牙痛：鲜牛蒡根，榨汁，加盐，熬膏，涂齿龈上）；丝瓜（治湿热牙痛：烧成炭，与盐研末，揩牙）；地骨皮（虚热引起的牙痛：地骨皮、薄荷、柴胡，水煎服）；食盐（睡觉，卧前，用盐末，封牙根）；朴消（同皂角水煎服，治齿龈红肿，牙痛）。以上诸药，煎剂用量6～15克；散剂用量3～6克。

（7）治疗龋齿痛，《本草纲目》还推荐如下中医疗法：桔梗（治疗无热龋齿痛：桔梗15克，水煎服）；附子（制末塞龋洞）；莨菪子、艾叶、韭菜籽（任何一种，烧烟熏牙洞）；白酒（浸泡花椒，用酒漱口，每日数次）；鲜茄根（榨汁涂痛牙）；楤树白皮（塞龋齿洞）；乳香（同胡椒塞洞）；硇砂（塞龋齿洞）。

2. 非药物疗法

（1）针刺下关、内庭、合谷、颊车等穴。

（2）含冰，融化即换。

（3）用手指按压穴位。上牙痛按下关穴，下牙痛按颊车穴。

3. 西医疗法简介

（1）青霉素钠每次80万～320万单位，肌内注射，每日2～3次，或加入生理盐水中静脉滴注。

（2）阿莫西林，每次0.5～1克，1日3次，口服。

4. 营养与饮食疗法

（1）多服B族维生素。

（2）多服维生素C，每次200毫克，每日3次。

（3）饮食要吃偏寒之类，如冰制品、牛奶、蚬、蛤、西瓜、鲜枣、荞麦面、小米、土豆、茄子等。

（4）含B族维生素量多的食物主要有全麦粉、全谷、酵母、燕麦、猪肉、豆制品、乳制品、肝、鸡蛋、甜瓜、蘑菇等。大蒜塞龋齿疼痛处，有较好的治疗效果。

5. 禁忌与注意事项

（1）不宜吃辛辣或热性食物，如五辣、牛肉、羊肉、鸡肉、鱼肉等。

（2）不可熬夜与生气。

（3）不可吃温热类中药。

（4）不可吃壮阳补肾药。

十一、夜盲症

（一）疾病特点简介

中医学又叫雀目内障、鸡盲，俗称鸡蒙眼。主要表现为夜间看不清东西。病因是由肝阴虚引起的，与维生素A缺乏有关。

（二）治疗

1. 历代自疗简便名方

（1）地肤子、生地黄各等份，研成细末，早晚各服6克（《本草纲目》）。

（2）决明子研成细末，每次6克，每日2次。口服100日后，夜间可以见物（《普济方》）。

（3）蔓荆子，用醋蒸3遍，晒干，研成细末，早晚各服9克（《本草纲目》）。

（4）猪肝、鸭肝、兔肝、驴肝、蚌粉、蛤粉等都有很好的治疗效果，可以不限量地食用，夜盲会不治自愈（《本草纲目》）。

（5）地衣草、淫羊藿、白芥子、蜂蜜、雀血等都有治疗夜盲的作用（《本草纲目》）。

（6）治疗夜盲症，《本草纲目》还推荐如下中医疗法：地肤子（治疗夜盲症：用地肤子鲜叶，水浸半日，用水浸液洗眼）；淫羊藿（治小儿夜盲：同蚕蛾、甘草、射干，制成末，与羊肝一起煮食）；芥子（与羊肝一起煮食）；石膏（治雀目夜昏：同猪肝煮食）；蜂蜜（治肝虚雀盲：同蛤粉、猪肝一起食）；蚌粉（治疗雀目夜盲：同猪肝、米汤煮食）；雀头之血（点眼：治夜盲）；鸡肝（做羹食，治夜盲）；猪肝（治夜盲：同海螵蛸煮食）；牛肝、羊肝、鸡肝、兔肝等，都有治疗夜盲症作用，可蒸食，也可以煮食；应该注意的是，有虚热之人，不可以长期吃牛、羊、鸡肝。以上诸药，煎煮剂用量 6 ~ 15 克。食物，可多一些。

2. 西医疗法简介

每次服维生素 A、维生素 D 丸（A10000 单位，D1000 单位）2 ~ 6 粒，每日 3 次。

3. 营养与饮食疗法

此病是一种维生素 A 缺乏引起的疾病，因此饮食疗法须围绕补充维生素 A 进行。

多吃维生素 A 含量高的饮食，这些饮食又必须是偏补阴虚的养阴物，如猪肝、鸭肝、兔肝、鸡蛋、鹌鹑蛋、鱼油、豆制品等。只要多吃这类东西，即使不服任何药物，夜盲也会自愈。

4. 禁忌与注意事项

由于此病属于阴虚范围，所以不宜用偏阳和温热性质的一切食物与药物。虽然牛肉、狗肉、鱼肉、鸡肉、羊肝都含有较多的维生素 A，但是因其偏阳热，久用必然伤阴，即使夜盲有了好转，阴虚反而会加重。因此，尽量不要食用。

十二、耳聋

（一）疾病特点简介

中医学认为，耳聋有实证与虚证，虚证如肾虚，实证如化脓性中耳炎。西医学认为，耳聋的病因，一是神经性；二是细菌感染性。中医治疗，以清肝热与补肾虚为原则；西医以消炎与调理神经为主。但是，如果中、西医结合治疗，急性转为慢性的机会就会减少，发生耳聋的概率也会小得多。

（二）治疗

1. 历代自疗简便名方

（1）化脓性中耳炎可用化毒与解毒的中成药，如牛黄解毒片，每次2片，每日2次，口服；犀角化毒丸，早晚各服1丸；如果属于肝阴虚，可以用六味地黄丸与杞菊地黄丸。这两种药都是早晚各服1丸。

（2）把烧红的铁投入酒中，每次饮此酒至微醉。同时用慈石（或磁铁）堵塞住耳道。天天如此（夜间把慈石取出来）有佳效。此法适合于虚证，即西医说的神经性耳聋（《千金方》）。

（3）治突发性无痛性耳聋。用慈石2克，放在病耳内；并把铁砂放在健侧耳道内，耳聋则自然恢复。此法适用于神经性耳聋（《直指方》）。

（4）核桃仁3克，烧半焦捣烂，捏成长条，插入耳道（《本草纲目》）。

（5）鹿茸30克，制成细末，每次服1克，每日2次，治肾阳虚耳聋（《本草纲目》）。

（6）用补虚法治耳聋，《本草纲目》还推荐如下中医疗法：熟地、当归、肉苁蓉、兔丝子、枸杞子（以上5种药，用于治疗肾虚性耳聋，各补阳药，皆可以互相通用。或煎，或末，各种吃法皆可）；人参（治气虚耳聋：泡酒，天天饮用）；干柿（同粳米、豆汁煮粥食，每日1次，不适合阳气虚者用）；茯苓（治疗突然耳聋：同时嚼吃茯苓与黄腊）；鸡子（用鸡子酿酒饮，治聋）；羊肾（补肾治聋：羊肾与慈石、羊脊骨、白术，煎服）。

（7）用解郁法治耳聋（对肝郁型有效），《本草纲目》还推荐如下中医疗法：柴胡（治疗郁火耳聋：水煎服）；香附（治疗突然耳聋：炒过，研末，莱服子煮汤送服）；栝楼（治耳聋：用栝楼煮汁酿酒，天天饮）；全蝎（治耳聋：制末，每次一钱，米酒送服）；（6）（7）两条中诸药，煎剂用量6～12克；散剂用量3～6克。

（8）外治法治疗耳聋，《本草纲目》还推荐如下中医疗法：木香（治耳聋：用麻油煎木香，用药油滴耳，每日数次）；凌霄（鲜叶榨汁，滴耳）；骨碎补（煨后，塞耳）；菖蒲（与巴豆捣泥，制成条状，塞耳）；蓖麻子（与大枣捣烂，做成软条状，探入耳道）；海螵蛸（治耳聋：同麝香，研末，吹入耳道）。

2. 非药物疗法

（1）用病耳同侧的手中指堵塞病耳，在向外抽拔的同时，用健侧的手掌拍健侧的耳朵，每次做200下，早晚各1次。

（2）针刺耳门、听宫、听会、翳风等穴。实证加风池、外关、太冲穴；虚证加足三里、三阴交、脾俞、胃俞穴。

3. 西医疗法简介

（1）炎症治疗：①青霉素每次160万单位，每日2次，肌内注射。②阿莫西林每次0.5克，口服，每日3～4次。③复方磺胺甲噁唑，首次吃 2 克，以后每次吃 1 克，每日 2 次。

（2）对于没有炎症的耳聋，可用新针疗法或相关理疗。

（3）配置助听器，每日佩戴 30 ~ 60 分钟。

4. 营养与饮食疗法

中耳有炎症，必须吃偏寒凉类食物，倘若吃热性饮食会加重病情。偏寒凉类食物，如小米、荞麦面、红豆、玉米、绿豆、煮黄豆、赤小豆、豆制品、奶制品、黏高粱、黑大豆、黑米、胡萝卜、苋菜、马齿苋、菠菜、蘑菇、金针菜、香菇、苦菜、蒲公英、土豆、百合、竹笋、茄子、苦瓜、菜瓜、冬瓜、黄瓜、西瓜、鲜枣、甜瓜、紫菜、芹菜、生菜、鸭肉、兔肉、驴肉、马肉、蛤肉、蚌肉、蛙肉、蛇肉等。

5. 禁忌及注意事项

凡是属于实证或阴虚内热，都要忌吃辣味及热性食物。尤其不可吃杏子、桃子、荔枝等。

十三、龋齿

（一）疾病特点简介 ⋯⋯⋯⋯⋯⋯⋯⋯⋯⋯⋯⋯⋯⋯○

　　中医学叫虫龋，民间称虫牙。西医学认为，龋齿病是由食物腐蚀与微生物感染所致。常发生于上下第一、第二磨牙（白齿）。发病之初常常仅是窝沟里呈暗灰色，继而逐渐形成龋洞。发病后疼痛不休，遇冷、热、酸刺激更重。如果齿龈红肿并有脓液渗出，为实火；若疼痛不重，口中无臭味，为阴亏虚火。常诱发牙痛。

（二）治疗 ⋯⋯⋯⋯⋯⋯⋯⋯⋯⋯⋯⋯⋯⋯⋯⋯⋯⋯⋯○

1. 历代自疗简便名方

　　（1）用苦参煮浓药汁，加等量5%小苏打水，每日漱口数次（《郑宗奭方》）。

　　（2）用柳树根的白皮，指头大1块，含在病牙处，或用柳树根皮榨出的汁含在病处（《古今录验》）。

　　（3）用郁李树的根煮成浓汁漱口（《本草纲目》）。

　　（4）黄连素研成末，塞入龋洞中（塞前，把龋洞清理干净）（《李楼奇方》）。

　　（5）白银烧红，放水里。用此水洗龋洞及漱口（《集简方空》）。

　　（6）胡椒粒蘸绿豆粉塞龋洞。痛止之后要及时把胡椒粒取出（《卫生易简方》）。

（7）桃树与槐树皮煮水漱口（《圣惠方》）。

（8）治疗龋齿，《本草纲目》还推荐如下中医疗法：骨碎补（同乳香，研末，塞龋齿洞）；乌头、天南星、芫花（用此3种药，治龋齿，都可以研末，塞洞）；莨菪子、艾叶、韭菜籽（这3种药，治龋齿，都可以分别用它们点烟熏龋齿）；樟脑（治龋齿病：同黄丹、研末，塞牙洞）；榭树白皮（塞龋孔）；乳香（同巴豆一起塞龋洞）；硇砂（塞龋洞）。

2. 非药物疗法

（1）每日用2%盐水漱口多次，或用抑菌类牙膏，每日多次刷牙。

（2）每日早晚各空咬牙300次。适用于慢性期。

（3）针刺主穴颊车、下关、合谷等穴；配穴可用外关、风池。风火牙痛者，加风门、大椎、曲池穴。

（4）在外活动时齿痛，可以用指重力压迫以上诸穴。

3. 西医疗法简介

（1）先把龋齿用盐水清理干净，然后把阿莫西林（或磺胺类、四环素类）与阿尼利定各2片，研成细末，放入龋洞。如此2～3次，就可以获得阶段性痊愈。

（2）睡觉前嚼抗生素2片（如红霉素、乙酰螺旋霉素），含在口中睡觉。轻者第二天就会止痛，几天后，就会获得阶段性痊愈。

（3）如果齿龈有红、肿、热、痛，就要用消炎药，如①青霉素每次160万单位，肌内注射，每日2次。②头孢氨苄每次0.5克，每日3～4次，口服。

（4）如果已经形成脓肿并有波动感，就要切开排脓。

（5）止痛，用阿尼利定注射液，每次2毫升，肌内注射。疼痛特别剧烈者，可用杜冷丁与吗啡，需遵医嘱。

（6）牙科清理与修复。

4. 营养与饮食疗法

增加维生素 C 的摄入量，可口服维生素 C 片，并多吃维生素 C 含量高的食物，食物必须是偏寒凉类，如小米、荞麦面、绿豆、豆制品、鸭肉、菠菜、芹菜、冬瓜、茄子、菜瓜、土豆、西瓜、香蕉、梨、猪肉、土豆、番茄、草莓、猕猴桃、哈密瓜、甜瓜等。

5. 禁忌与注意事项

（1）急性发作时，禁止吃热性食物，如辣味、鱼、桃、杏、荔枝、豆角；即使是慢性阶段，最好也少吃牛肉、羊肉，狗肉、鸡肉。

（2）不要生气或忧愁，不要熬夜。

十四、口腔炎

（一）疾病特点简介

这里说的口腔炎，也包括舌黏膜溃疡与糜烂。西医学认为，舌炎是由微生物感染引起的；中医学叫舌疮，主要症状有舌质红肿、疼痛，甚至影响进食及发音。

（二）治疗

1. 历代自疗简便名方

（1）牛膝用米酒浸泡6小时，用此酒漱口。主治舌感染类病变（《肘后方》）。

（2）采挖避风处的蔷薇根200克，洗净后用小火煮出浓汁，趁温漱口，凉了便吐（《本草纲目》）。

（3）舌肿胀或糜烂，用蒲黄末1克，擦3～5次，就可能获得初步效果（《千金方》）。

（4）用焦豆豉1克含1夜即瘥（《本草纲目》）。

（5）朱砂末1克，涂在肿胀的舌上（《本草纲目》）。

（6）黄连、细辛末各等量，用醋调成膏，敷在肚脐上。治口腔黏膜糜烂（《肘后方》）。

（7）黄连、黄芩、黄柏各等份，合到一起，研成细末，取少量用水调成糊，敷足心（《本草纲目》）。

（8）蛇蜕（蛇皮）一小块，用白开水泡软后，涂擦口腔中的溃疡，效果好。婴儿、大人皆宜（《婴儿宝鉴》）。

2. 非药物疗法

（1）针刺足三里、合谷、三阴交、曲池、颊车、廉泉等穴。

（2）每天在下午 5 ~ 7 点争取睡一觉。睡法如下：在睡前半小时内读理论书报，10 分钟前在地上走猫步，听不到脚步声为好；然后上床做放松功。从头往下，开始放松。用意念检查，一遍又一遍地检查放松情况。检查几遍之后，就会自然入睡。此法有平抑阳火、抑制炎症作用。

3. 西医疗法简介

（1）对于舌质红肿热痛者，要用抗生素。①青霉素钠 80 万单位，肌内注射，用前需皮试；②头孢氨苄每日 1 ~ 2 克，分 3 次口服；③阿莫西林每次 0.5 克，口服，6 小时 1 次。

（2）每日用有杀菌或抑菌作用的漱口水漱口数次。也可用自配的 2% ~ 6% 的盐水，或 0.025% 高锰酸钾液漱口。

4. 营养与饮食疗法

（1）口服维生素 B_2，每日 40 ~ 60 毫克，分次服；维生素 C 每日 100 ~ 400 毫克，分数次服。

（2）要想从饮食中获取维生素 B_2、维生素 C，也必须选偏阴凉之类的食物，如肝、蛋、豆、绿叶菜及水果等。

5. 禁忌与注意事项

（1）忌吃辣味食物，以及鸡、狗、羊、牛、鱼肉及桃、杏等食物。

（2）如果有五心（手，脚与心）烦热的症状，要少穿衣服，尤其是秋天，穿衣要比常人薄一些。

（3）应心情舒畅。

十五、声音嘶哑

（一）疾病特点简介

中医学认为，声音嘶哑是由肺胃积火引起的；西医学认为是由微生物感染引起的。慢性嘶哑，是由急性喉炎迁延成慢性喉炎而成的。主要表现为咽喉两侧灼热、微红、微肿、疼痛、发声困难，甚至失声。

（二）治疗

1. 历代自疗简便名方

（1）把黑大豆熬成膏，噙在口里。主治慢性喉炎性声音嘶哑（《孟铣方》）。

（2）菖蒲用香油浸泡，除去渣子，单喝药油，每次 15 毫升，每日 2 次（《本草纲目》）。

（3）人参 1 份，诃子 2 份，研成细末，用生蜂蜜调和后，制成栗子大小的蜜丸，含在口腔中，每日 2 ~ 3 丸。主治慢性喉炎引发的声音嘶哑（《丹溪摘玄》）。

（4）治疗失音不语：鲜萝卜榨汁，与等量姜汁合一，每次食 30 毫升，每日 2 次（《普济方》）。

（5）小儿咽喉炎性失语，用蛤蟆胆点在舌上，很快会有效果（《本草纲目》）。

（6）青黛（靛花）2份，薄荷1份，混合研成细末，用生蜂蜜做成3克左右的蜜丸，每次1丸，含在口中，每日数次（《本草纲目》）。

（7）治疗热邪引起的声音嘶哑，《本草纲目》还推荐如下中医疗法：黄芩（治热病嘶哑：与麦冬，等量，研末，制丸食）；人参（治产后不语：与等量菖蒲，研末吃）；牛蒡子（治风热引起的声音嘶哑：同桔梗、甘草，水煎服）；赤小豆（治小儿不语：赤小豆研末，涂到舌上）；萝卜（治咳嗽失声：同皂荚煎服。皂角荚有毒，用量1克）；柿（治疗过度用嗓，声音嘶哑：勤吃鲜柿）；槐花（治疗风热，声音嘶哑：生吃槐花，细嚼慢咽）；栀子（治疗烦闷嘶哑：水煎服）；诃子（治伤寒，声音嘶哑：同桔梗、甘草，水煎服）；蝉蜕（治疗声音嘶哑：研末食）；鸡蛋（治疗嘶哑：频吃生鸡蛋）；猪脂（治伤肺嘶哑：同姜煮，蘸白及末食）；人乳（治突然失音：同米酒服食）；灯笼草、栝楼、地骨皮、桑白皮、荆沥、竹沥、竹叶等，都有治疗嘶哑作用。

（8）治疗风痰性声音嘶哑，《本草纲目》还推荐如下中医疗法：羌活（治疗伤寒，声音嘶哑：水煎服）；荆芥（治各种声音嘶哑：研末，米酒送服）；黄芪（治疗声音嘶哑：同防风煎汤，用热气熏）；附子（治突然声音嘶哑：制末，吹咽喉部）；黑大豆（治突然嘶哑或失音：同青竹煮汁服）；酒（治伤喉，声音嘶哑：同酥调干姜末食）；杏仁（治喉部劳伤嘶哑：杏仁末同桂枝末，口含）；橘皮（治突然失声：橘皮口含）；桂（治慢性咽喉炎，声音嘶哑：桂放舌下含）。以上（7）（8）两条中煎剂用量6～12克；散剂用量3～6克。

2. 非药物疗法

（1）用两手拇指或用食指与中指，在喉骨两侧皮肤上刮痧。两拇指用挤法或捋法；中指与食指用揪法（参考前文），在上述位置的皮肤上刮痧。只要刮出深红或紫色的痧，便会马上见效。

（2）针刺列缺、尺泽、合谷、太渊等穴，慢刺快抽针。

（3）用火罐拔喉骨两侧部位。

（4）反掌刮痧。手背对咽喉皮肤，用指背从下向上刮皮肤，直到皮肤变红，声音马上就会变好。

3. 西医疗法简介

（1）咽喉急性炎症期一定要积极治疗，避免迁延成慢性咽喉炎。

（2）每日含服华素片或薄荷含片 3 ～ 4 次。

（3）口服麦迪霉素，每次 0.2 克，每日 3 ～ 4 次。

（4）用炒煳的热盐外敷在喉骨的皮肤处。

4. 营养与饮食疗法

（1）蒸烂的萝卜蘸盐，尽量多吃。

（2）香油浸泡梨片吃。

（3）喝生鸡蛋花。

（4）用猪油和白蜜混合煮开后，每次服 1 匙，每日数次。

（5）尽量吃偏凉养阴类食物，如猪肉、茄子、木耳、白木耳、小米、荞麦面、土豆、菠菜、鸭蛋等。

（6）多吃锌与维生素 C 含量高且偏凉性食物，如谷类、豆类、豆制品、乳制品、蘑菇、菠菜、橘子、草莓、山楂、猕猴桃等。辣味食物含维生素多，但是不可用。

5. 禁忌与注意事项

（1）不可吃一切辣味食物。

（2）不可吃壮阳类的保健品。

（3）忌生气与忧愁。

（4）避免失眠、过劳。

十六、流泪

（一）疾病特点简介

中医学认为肝肾两虚，是此病的病因。可分"冷泪"与"热泪"两种类型。西医学认为，是由泪囊炎症导致泪道狭窄所致。主要表现为，眼不红肿却时而流泪；冷泪，以见冷和见风流泪为特征；"热泪"多有急、慢性炎症。

（二）治疗

1. 历代自疗简便名方

（1）芒硝、甘草各等份，研成细末，每次服3克，每日2次（《开宝本草》）。

（2）仙枣汤，主治不时流泪。天仙子1克，甘草6克，大枣5枚，用水煮，去渣留汁，分2次1日服完（《中国中医秘方大全》）。

（3）板蓝根20克，洗净，加凉水500毫升，用文火煮40分钟，冷却、沉淀、过滤。用此液滴眼，1日数次。主治泪道炎症（《中国中医秘方大全》）。

（4）苦参15克，细辛6克，用水煮40分钟，去渣滤汁，每日分2次服。主治冷泪（《本草纲目》）。

（5）松脂粉每次6克，每日2次，口服。有补肝明目和止泪作用（《本草纲目》）。

（6）煅石膏60克，川芎60克，甘草15克。3种药混合制成细末，每次 3 克，用茶水送服，1 日 2 次，治流泪头痛。

（7）黄连 50 克，加水 200 毫升浸泡 24 小时后，滗出药汁，用其洗眼，每日 3 次，治流泪不止（《肘后方》）。

2. 非药物疗法

（1）针刺睛明、攒竹、太阳、风池等穴。

（2）按摩疗法。用双拇指第二关节，顺鼻骨方向摩擦鼻两侧皮肤，上自眉棱骨，下到鼻翼，每回做 400 次，早晚各 1 次。有明显的止"冷泪"作用，也有补肝明目作用。故应长年坚持做此功。

3. 西医疗法简介

（1）用生理盐水，每日洗眼数次。

（2）如果泪道已经堵塞，可以到眼科做疏通术。

4. 禁忌与注意事项

（1）不要熬夜上火。

（2）外出一定要备消毒的纸巾，用以擦泪。不可用未消毒的手帕擦泪，以防感染。

十七、口角生疮

（一）疾病特点简介

本病常发于儿童，也可见于成年人。可发生于口唇任何部位。首先，病处灼热感，逐渐变成水疱。水疱破后变成糜烂，并渗出黄色液体，影响口的开合，在恢复结痂期，常因张口而使结痂崩裂，出血疼痛。

（二）治疗

1. 历代自疗简便名方

（1）葵根烧成灰，用猪油调和涂患处。治"紧唇湿烂，乍瘥乍发，经年累月"（《外台秘要》）。

（2）黄柏皮研成细末，用蔷薇根榨出的汁，调成糊，涂在唇疮处，天天涂（《圣济方》）。

（3）蛇蜕焙干，研成细末，取少量涂在糜烂处（《婴童宝鉴》）。

（4）焦黄柏粉 4 克，核黄素片 0.2 克，研成极细末，直接扑到湿糜的口疮上，收效快。

（5）地骨皮、柴胡各 9 克，用水煮 40 分钟，去渣留药汁，早晚分服，每日 1 剂（《本草纲目》）。

2. 西医疗法简介

（1）每次服核黄素（维生素 B_2）30 ～ 40 毫克，每日 3 次。如果因核黄素缺乏而发病，可具有药到病除之功效。

（2）如果有红、肿、热、痛，说明已经合并感染。在服核黄素的同时，用抗生素，如红霉素每次 0.3 ~ 0.5 克，每日 3 ~ 4 次，口服；阿莫西林每次 0.5 ~ 1 克，每日 3 次，口服。

3. 营养与饮食疗法

（1）多吃核黄素含量高的食物，如豆制品、肝、猪心、蛋黄、蘑菇、紫菜、番茄、玉米等。

（2）日常饮食偏凉性，如小米、荞麦面、土豆、猪肉、豆制品、蘑菇、荠菜、薏苡仁、燕麦片、绿豆、芝麻等。

（3）增加维生素 C 的摄入量，每日 500 毫克。

4. 禁忌与注意事项

（1）忌吃辣味食品。

（2）生活要规律，保证充足睡眠，精神愉快。

十八、视疲劳

（一）疾病特点简介

　　视疲劳中医学又叫"视瞻昏渺"。西医学目前尚未专设病名。写作与阅读时间过长，或在光线昏暗的环境下用眼，都会发生视疲劳症。患者感到头昏脑涨，视力减退或视物模糊不清。对于这种情况，如果疏忽大意，就可能发展成近视、斜视、视神经萎缩等不可逆性眼病。

（二）治疗

1. 历代自疗简便名方

　　（1）选用中药：黄精、苍术、青葙子、玄参、地黄、地肤子等中药都有防治视力疲劳症作用，可以适时、适量在医师的指导下选用。

　　（2）按摩调治法：其方法为双手的拇指与食指分别结成圆环，放在眼眶骨缘上，拇指的第二关节分别紧贴鼻骨两侧皮肤上。然后用指环摩擦眼眶周围皮肤，拇指中节上下滑动，上顶眼眶，下到下眼缘。如此上下按摩，每回做功300次。做功之后几分钟内，视疲劳症状便完全消失。

　　（3）干洗脸：闭眼用手掌干洗脸，向上推摩到发际，只向上不向下。如能精神集中，全身放松，按摩几分钟后便会感觉有快感。这种快感，一能缓解眼疲劳，二可调节全身抗病能力。动作要徐缓，手法要轻柔，每次按摩10分钟左右。

（4）营养与饮食：一要补充维生素 A 与维生素 B_1；二要在饮食上多吃维生素 A、维生素 B_1 含量高的食物，如肝、蛋、豆制品、玉米油、带鱼等含维生素 A 成分多；标准面粉、小米、玉米、薏苡仁、绿豆、核桃仁、葵花子、紫菜等含维生素 B_1 多。

2. 非药物疗法

（1）眼球牵扯法：第一式，双指的中指分别按压在双眼的内眦外的鼻骨上，双拇指分别压在眼外眦的眼框皮肤上，双指做横向推拉运动，共做 100 次；第二式，拇指与中指分别按压在上下眼眶上，做上下推拉运动，共做 100 次。

（2）用意念转动眼球：第一式，顺时针旋转，转 20 ~ 50 次；第二式，逆时针旋转，转 20 ~ 50 次。

3. 注意事项

（1）不可过度用眼；每次用眼，不应超过 2 个小时。

（2）用眼空间应当保证光线充足。

（3）在用眼过程中一旦发生视力不佳，要立即停止用眼。

第六章

外科疾病

一、类风湿关节炎（痹证）

（一）疾病特点简介

痹证，西医学称风湿症，民间也叫风湿症。中医学把痹证分为风痹、寒痹、湿痹和热痹；西医学把此病又分为类风湿、风湿性关节炎等。主要特点是以关节为主的肿痛、运动障碍。

（二）治疗

1. 历代自疗简便名方

（1）制天南星、羌活各 10 克，用水煮 30 ~ 40 分钟，去渣取药汁分 2 次服。适用于风寒湿痹（《本草纲目》）。

（2）铁屑用布袋装起来，然后将醋泼在袋中的铁屑上，即会产生热气。把发热的铁屑袋包裹在患病关节上，进行热敷。治疗风湿性关节炎有很好的效果（《临床经验方》）。

（3）把大豆炒至深黄色，用酒煮 8 分钟，取酒饮，不限量（但不可饮醉）。治风寒湿痹及久治不愈的关节炎（《延年秘录》）。

（4）炒黄的薏苡仁，用酒煮 10 分钟，取酒饮，不限量（但不可饮醉）。适用于各种风湿症（《本草纲目》）。

（5）乌蛇或白花蛇泡酒，每次饮 50 毫升，每日 2 次。治顽固性风湿性关节炎（《本草纲目》）。

（6）羊胫骨泡酒，每次 60 毫升，每日 2 次饮用。治风寒湿痹（《正要》）。

（7）皂角子研细末，每次服 6 克，每日 2 次。治腰腿寒湿性疼痛（《本草纲目》）。

（8）草乌、天南星各等份，再加入半份附子，研成细末，用生姜汁与白酒调成稠糊，敷在关节上。适合风寒湿痹（《本草纲目》）。

2．非药物疗法

（1）适量运动：①慢跑，每次 20 分钟，早晚各 1 次。②较快地步行，每次 40 分钟以上，每日 2 次。

（2）轻松甩腿法：主治膝、踝关节炎。其做法是手扶某物，健足踏地，患腿肌肉完全放松，前后自然甩动。精神必须完全集中到患病关节上，每次甩 30 ～ 100 下，每日 2 次。适合慢性风湿性膝、踝关节炎。

（3）抡臂治肩关节炎：双臂前后各抡 40 ～ 100 次。治疗肩关节运动时疼痛，活动受限制。用此法治肩关节炎，只要坚持 2 ～ 3 个月，就可以基本痊愈。

（4）针刺：取穴关元、腰阳关、足三里、阿是穴（哪痛扎哪）。

（5）拍打：拍打患病关节四周，直到把皮肤拍打至深红色为止。治风湿性关节炎。

（6）火针：用火把针烧到 70℃左右，针刺患病关节局部及局部穴位。也可以先把针刺进去，然后用烟火烤针。适用于风寒湿痹。

（7）刮痧法：用揪痧或用指持挤痧，或用钝圆滑润的硬质扁物刮痧。总之，只要使局部皮肤出痧，就会获得满意的治疗效果。

（8）拔火罐：根据不同部位，采用大小不同的罐子。

3．西医疗法简介

（1）吡罗昔康每次 20 毫克，每日 1 次，口服。主治风湿性关节炎。

（2）布洛芬每次 0.3 ～ 0.6 克，每日 2 次，口服。

4．营养与饮食疗法

（1）如果属于风寒湿性，要多吃温热性食物，如辣椒、胡椒、葱、蒜、八角茴香、桂皮等物；偏温性食物，如大米、白面、蚕豆、籼米、扁豆、白酒、米酒、芥菜、香菜、白薯、山药、南瓜、木瓜、石榴、杨梅、核桃、莲子、红糖、雄蚕、鲤鱼、鲫鱼、鲢鱼、鲇鱼，以及牛肉、羊肉、鸡肉、狗肉等。

（2）需要补充钾、钙、镁、锌及维生素 A、维生素 C。

（3）口服维生素 B_6 有治疗关节炎的作用；也可以从谷、豆、蛋及酵母中获取。

（4）磷可以减少疼痛，可以从肉类食物中获取。

5. 禁忌与注意事项

（1）适量运动对本病康复有好处。但是，要循序渐进，不可冒进。

（2）每次出汗，必须及时擦干。

二、痛风

（一）疾病特点简介

痛风多由高尿酸血症引起。高尿酸血症初期，可无症状；急性关节炎发作期，患者常在半夜突然起病，由于关节疼痛而惊醒。最初为一侧关节发病，偶尔双侧先后发病，以第一拇指关节为多见；其次为踝、手、腕、膝、肘等关节。病情反复，可发生多个关节红、肿、热、痛及活动受一定限制。发展成为慢性时，多处关节受累，越来越频繁，缓解期间缩短，疼痛加剧。此病在中医学中属于"风湿痹症"

（二）治疗

1. 历代自疗简便名方

（1）牛蒡子泡酒，每次饮 60 毫升，每日 2 次。"治风湿久痹，筋急骨痛二十年风疾"（《本草纲目》）。

（2）羌活研成细末，每次 9 克，每日 2 次，用温米酒送下。治疗一切风湿，不问新久透骨掣节（《本草纲目》）。

（3）樟木屑 5000 克，放在宽口容器里加水煮；然后将病侧肢体放在容器口上，用药气熏（要保护好眼睛，以免被药气熏伤）。主治风湿性关节炎（《本草纲目》）。

（4）防己 9 份，木鳖子 1 份，研成细末，每次 10 克，用温酒送服（《本草纲目》）。

（5）草乌头 100 克，豆腐片 200 克。二药加水 2000 毫升煎煮，煮沸 30 分钟后，把草乌头捞出来，晒干，制成细末，每次服 2 克，1 日 2 次（《十便良方》）。

（6）治疗寒湿性疼痛，《本草纲目》还推荐如下中医疗法：麻黄（用于风寒、风湿痹痛，水煎服，发汗）；防风（乃治风去湿要药，主治周身关节疼痛，水煎服）；茜草（有燥湿行血作用，治疗关节痛，水煎服）；苍术（通治上、中、下湿气，散风，发汗，水煎服）；苍耳子（治疗风湿顽痹，四肢拘痛，制末，水煎服）；松节（治筋骨疼痛，历节风痛，用松节浸泡酒喝）；五加皮（治疗风湿关节挛痛，浸泡药酒饮）；白花蛇（治骨节风痛，浸泡药酒饮用）。

（7）治疗风痰湿热型关节痛，《本草纲目》还推荐如下中医疗法，威灵仙（是治疗风湿要药，治疗腰膝积年寒湿诸痛，制末，用酒送服）；黄芩（治疗历节肿痛，水煎服）；桃仁（治疗血滞风痹挛痛，嚼吃，每次 1 钱，一日两次）；黄檗（治疗下焦湿热痛肿，制末，食用）。以上（6）（7）两条中诸药，煎剂用量 6 ~ 15 克；散剂用量 3 ~ 6 克。

（8）用外治法治疗关节痛，《本草纲目》还推荐如下两种中医疗法：白花菜（治疗风寒湿痛，捣烂，外敷病关节）；蓖麻油（治风湿，加入膏药）。

2. 非药物疗法

（1）针灸。治疗痛痹，针刺关元、腰阳关、膝阳关、足三里穴及阿是穴（疼痛部位）；治疗热痹，针刺合谷、大椎、行间穴及阿是穴（疼痛局部）。

（2）用刮痧法治疗。

3. 西医疗法简介

（1）秋水仙碱口服。首次 1 毫克，以后每 2 小时 0.5 毫克，直至症状缓解。此药不良反应较大，不可随意增加剂量。

（2）吲哚美辛每次 250 毫克，每日 3 次，口服。

（3）布洛芬每次 0.3 ～ 0.6 克，每日 3 次，长期口服可以适当增量。

（4）别嘌醇（又叫痛风宁、痛风立克）每次 100 毫克，每日 2 次，口服。主治慢性痛风。

4. 营养与饮食疗法

（1）防治痛风，饮食要三多、三少。三多是多饮水、多食碱性食物、多吃蔬菜；三少是少喝汤、少食酸性食物、少吃饭。

（2）少吃海鲜和高蛋白食物，如沙丁鱼、鳗鱼、虾、蟹、干贝、鱼皮、动物肝等。

（3）适当补充维生素 B_1、维生素 B_2、维生素 C、维生素 B_6，或多吃营养量高的食物，如豆制品、蛋黄、绿叶菜、花生、水果等。

5. 禁忌与注意事项

（1）不吃动物心、肝、肾等。

（2）戒烟、戒酒。

（3）不吃酸性食物。

三、外伤自救与互救

（一）疾病特点简介

在某些内外因素的作用下，人体常常会受到意外的伤害，如擦伤、割裂伤、轧压伤、高处坠落伤、贯穿伤等，导致皮肤破裂或破碎，或筋骨断裂、血管断裂，不同程度出血、骨折、内脏损伤、颅脑损伤等。

（二）自救注意事项

1. 首先要把伤情弄清楚，然后再根据不同情况分别进行救治

（1）看皮肌是否破裂，破裂程度，有无中度以上出血。如果有鲜红色喷射样出血，这是中小动脉破裂了；如果血色深红色，多是静脉破裂出血。

（2）根据活动受限制程度，骨摩擦声或局部是否有异常隆起，初步判断是否有骨折。

（3）如果自我感觉烦躁无力、头晕口渴，这可能是休克的先兆。

2. 自我救治与互相救治

（1）要重视出血情况，并且要根据不同情况采取有效措施。

要合理包扎，如果是小伤口，找一块干净的布或从衬衣上撕下来一块布，盖在伤口上加压包扎出血就可停止；出血较多，可以把布垫适当加厚，压迫伤口再进行包扎就能止血；若是喷射样出血，可能是较粗的动脉出血，

如不及时止血就会有生命危险；若伤口加盖任何布垫也止不住血，就要在出血的上端用绳索（布带或胶带）紧紧勒住，直到出血基本上止住为止。这样可以为进一步救治争取时间。受伤肢体要尽量抬高，以减少出血与渗血的压力。

（2）若有骨折征象，就必须减少对患肢的移动，以免加重伤情。如果是孤身一人，自己要想法拿到身边任何条状硬物，如树枝、木板、铁条、铁板等。有力气时，最好把能折断的东西折成 33 厘米长左右，把这些条状物与伤肢平行摆放，内垫衬布，然后用布条、绳索甚至葛条，把它们牢牢地与伤肢捆绑在一起，以起到对骨折的固定作用；若是开放性骨折，就要先止血，而后固定。并且同时向 110 或 120 发出求救信号。

（3）对于单纯的软组织创伤，如有条件要初步清理一下伤口，清除各种异物。如果有干净水，可以清洗一下伤口，再加上简单的覆盖，等待救援。倘若救援不可能来，就用衣裤暂时做一个简单的担架，把患者抬到安全的地方；倘若身边只有一个人，就想办法弄一棵小树压扁枝条，把患者放在上面，一个人把伤员拽到公路边等待救援。

（4）出血伤员，如果有水可以多喝点水，以改善血容量。

（5）如果疼痛厉害，可以服任何能得到的止痛药。

（6）如果发生了晕厥，身上有针可以刺人中、百会、涌泉等穴；如果没针可以用手指按压或指甲切压穴位。

（7）若怀疑脊柱骨折，更不能轻易搬动，任何移动都可能导致患者终生站不起来，要努力就近寻找一切能固定脊柱的东西，如板条、木条、枝条、铁条等,把这些长条物截成 1 米左右的长度与脊柱平行排放在病灶处，用绳索、布条或葛条把长条硬物紧紧地捆扎在背脊上，用以固定脊骨的位置。长条物里边必须先垫上一些衣、布类东西，以免刺伤皮肤。

（8）就地寻取救急之物：①外伤晕厥，喝米酒与米醋；②炒食盐，用酒送吃 8 克，有止血作用；③槟榔与橘皮同食，有止外伤引起呕吐的作用；④白灰外用，有止血作用（《本草纲目》）；⑤服三七末 6 克，有止内外出血作用；⑥用口伤口吹气，有止血作用；⑦雄鸡血与酒混合服用，有止痛作用。

（9）送到医院后：①要注射破伤风类毒素；②要重新进行外科处理；③适当应用抗生素，防止细菌感染；④有骨折，请骨科共同处理；⑤如果疼痛，根据不同程度用不同的止痛药。

（10）怀疑颅内出血，最好把患者调成半卧位，平卧不利于止血。周围人要沉着冷静，既不要随便移动患者，也不要轻易调整姿势，更不要喧哗。声音嘈杂与慌乱的举动会引发患者情绪激动，使血压进一步升高，病情进一步加重。

（11）倘若呼吸停止，要做人工呼吸，最有效的人工呼吸是嘴对嘴吹气。吹气时，要捏患者鼻子堵住鼻道，每吹一次气 3 ~ 4 秒。

四、腰痛

（一）疾病特点简介

腰痛可见于多种疾病，如腰间盘脱出、创伤、扭伤、炎症、退行性病变、腰肌劳损及肿瘤等。

（二）治疗

1. 历代自疗简便名方

（1）补骨脂研成细末，每次 12 克，用米酒送下，每日 2 次。主治肾虚腰痛（《经验后方》）。

（2）每天用山药做菜食用，主治肾虚性腰痛（《日华本草》）。

（3）炙鳖甲研磨成细末，每次 35 克，用酒送下。主治腰突然剧痛（《本草纲目》）。

（4）桃花干粉每次 3 克，用酒送服，每日 2 次。主治瘀滞性腰痛；对于受潮湿引起的腰痛效果更好（《千金要方》）。

（5）延胡索、当归、桂心各等份，研成细末，每次 6 克，用酒送服，每日 2 次。主治腰部暴痛（《圣惠方》）。

（6）天麻、半夏各 200 克，制成末，加水 1000 毫升煮 20 ~ 30 分钟，待水基本煮干时，把药敷在腰痛处。主治风湿腰痛（《本草纲目》）。

（7）治疗虚损性腰痛，《本草纲目》还推荐如下疗法：补骨脂（治疗肾虚腰痛，与杜仲、核桃，制丸食）；蒺藜（补肾，治腰痛，研末，天天吃）；附子（暖命门，治阳虚腰痛，研末食）；萆薢（治疗男子腰痛，久冷疲软，与杜仲，制末，米酒送服）；大茴香（治疗腰痛如刺，与杜仲、木香、糯米，炒热，敷在痛处）；栗子（治肾虚，腰脚虚软疼痛，把栗子风干后嚼吃，天天吃）；枸杞子根（治腰痛，与杜仲、萆薢，泡酒饮）；杜仲（治疗肾虚腰部冷痛，与羊肉作羹食）；五加皮（治疗贼风伤人，脚软腰痛，浸泡药酒用）；鹿茸（治疗肾虚，腰痛，与菟丝子、八角茴香，研末，制丸食用）。

（8）治疗湿热腰痛，《本草纲目》还推荐如下中医疗法：知母（泻肾火，治腰痛，水煎服）；葳蕤（治腰痛，水煎服）；威灵仙（治腰冷痛，研末，每次 1 钱，米酒送服）；地肤子（治疗多年腰痛，时而病重，制成末，米酒送服，每天五六次）；牵牛子（除湿热气滞腰痛，牵牛子，半生半炒，制成末，食用）；槟榔（治疗腰重疼痛，研末，米酒送服）；皂角子（治腰脚风痛，加乳酥，炒黄，研末，制丸用）；淡菜（治腰痛，炖、炒吃，皆可）。

以上（7）（8）两条中诸药，凡是水煎用量 6 ～ 15 克；丸、散用量 3 ～ 6 克。

2. 非药物疗法

（1）运动疗法：治疗腰痛，医界意见尚不一致。但是经过千百人的实践检验证明，运动疗法治疗绝大多数的腰痛，都有明显的疗效。

①后仰前弯运动。前弯与后仰角度，都要尽量大一些。运动障碍者，做此功要痛一些，要忍痛逐渐增加强度，早晚各做 200 次。

②左右侧弯运动。角度也要尽量大一些，并逐渐忍痛增加强度，早晚各做 200 次或更多。

③左顾右盼。双脚叉开站立不动，头左右回顾向后看，上身跟随左右转动，尽量大幅度扭转上身，早晚各做 200 次。

④抡臂拍打法。双臂用力左右抡开，双掌伸开，借双臂左右抡动之力，左右手同时拍打后腰与前腹相对应的部位，要用力甩，用力拍，早晚各做200次。

以上 4 种方法做功时必须都要做，实践证明此法对腰椎间盘脱出、腰肌劳损、非细菌感染性软骨炎症都有非常好的疗效，1 个疗程 3 个月。病好后，每天做 1 次即可，一方面巩固疗效，同时还有健身作用。

（2）针刺疗法：①寒湿痛，针腰阳关、环跳、大肠俞、肾俞、委中等穴；②肾虚腰痛，针命门、关元、肾俞、大肠俞、委中等穴；③瘀滞性腰痛，针足少阳、足太阳、足太阴经穴。

3. 西医疗法简介

（1）腰椎间盘急性脱出，要卧硬板床 2 ~ 3 日。

（2）用药：①吡罗昔康每次 20 毫克，每日 1 次，口服。主治骨关节炎（包括骨质增生）与风湿痛；②布洛芬每次 0.3 ~ 0.6 克，每日 3 ~ 4 次口服；③硫唑嘌呤每日 50 毫克，2 周后每日 100 毫克，口服。主治风湿疼痛。

（3）去专业医院电疗或红外线照射。

（4）去专业医院新法按摩。

4. 营养与饮食疗法

（1）适当增加维生素 AD、维生素 C、维生素 E 的摄入量，对治疗某些腰痛有辅助作用。

（2）对寒性腰痛患者，需要多吃温热类饮食，如香菜、栗子、辣椒、荔枝、白面及牛肉、羊肉、狗肉、鸡肉等。

（3）食用煮猪肾治疗腰虚痛（《本草纲目》）。

（4）羊头、羊蹄、羊脊骨加蒜炖服，治肾虚腰痛（《本草纲目》）。

（5）把大豆、糯米合一起炒微黄，敷在腰痛部位（《本草纲目》）。

（6）增加磷与维生素 B_6 有治疗腰痛的作用。这些营养含量高的食物有胡萝卜、鱼、肉、蛋、豆制品、豌豆、南瓜子、芝麻、花生等。

5. **禁忌与注意事项**

（1）如果多方治疗无效，必须到医院进一步检查治疗。

（2）由风、寒、湿引起的风湿痛，少吃或不吃寒凉类食物，如冰制品、冰箱藏品等各种寒冷食物。

五、疔疽痈疖

（一）疾病特点简介

疖、痈、疔都是细菌感染的化脓性疾病。疖肿可分为有头疖与无头疖两种。有头疖先有黄白色脓头，疼痛剧烈，随后自行破溃，流出黄白色脓液，疼痛症状就开始逐渐减轻了，直至康复；无头疖，在初期肿块上头没有脓点，患处红、肿、热、痛症状逐渐加重，3～5日后溃破脓出而痊愈。

疔疮多生在面部，红、肿、热、痛都很重，疔疮的根部又深又硬。1周左右溃破脓出，2周左右基本全部排出来。多数有发热症状。在面部发生的疔与痈，绝不要挤压，否则可能发生菌血症。

痈肿初期患处无头，以后红肿灼热，疼痛，直径3～4寸；六七天后成脓，肿势高起，疼痛加剧，中部出现软区；溃破后，流出浓稠黄白相间脓液。倘若体质好便开始逐渐康复。

（二）治疗

1. 历代自疗简便名方

（1）山慈菇粗末6克，苍耳粗末15克，合在一起，40％白酒80毫升浸泡3小时之后，滗出药酒，当日分2次热服，每次都要见汗（《本草纲目》）。

（2）斑蝥、全蝎各等量，研成极细末（最好用细箩筛一下），然后再用凡士林调成10%的药膏，把此膏敷在疔（或疖）上，面积要大一些，药膏要厚一点，每日换1次药。用此药膏治疗疔（疖）未化脓者，可以内消；已经化脓者，可以使其速溃速愈（《本草纲目》）。

（3）甘草细末，每次用温开水送服6克，每日2次。经过2～3日治疗，痛与热的症状便会逐渐消退（《直指方》）。

（4）采三伏天的紫花地丁全草，晒干后，研成细末，用适量的白面粉、醋和盐调成糊，敷在疔（疖）上，面积要大一些，药要厚一点（《孙天仁集效方》）。

（5）新鲜蒲公英、紫花地丁各60克，剁碎后，加水400毫升，煮10分钟，滗出药汁，1次服下，每日2次；把剩下的药渣敷在疔（疖）上。并且同时服氯苯那敏（扑尔敏）5～10毫克。如此治疗，会起到很满意的效果（《卫生易简方》）。

（6）甘遂细末适量，用淡盐水（或生理盐水）调成稀糊，贴敷在疔（或疖）上；同时把甘草15克加水100毫升煮20分钟，把药汁滗出来，当日分2次服下。李时珍在评此疗法时说："二物相反，感应如此。"李时珍的话，是赞美此法上佳的疗效（《本草纲目》）。

（7）赤小豆末，用凉开水调成稀糊，大面积敷在疔疮上（《小品方》）。

（8）空口把黄豆嚼成糊，敷在疔（疖）上，包扎固定好；然后开始嚼食黄豆，边嚼边吞服，直到感觉腥味特别大，不能容忍之时，停止嚼咽（《本草纲目》）。

2. 非药物疗法

（1）针刺泻火解毒法：针刺委中、曲池、大椎穴。用泻法，针刺得气之时，强提插、慢抽针，放血数滴，或者围绕疔（疖）病变周围，针刺1周，但不宜针刺病变组织。

（2）酉时睡觉平阳清热法：患者在下午5～7时睡1～2个小时觉，有养阴清热作用。在睡前30分钟先服地西泮（安定）5～10毫克，在临睡前饮 300～500 毫升凉开水，然后在地上轻轻走 5 分钟，这时已经困倦了，慢慢倒在床上，逐渐就睡着了；醒时再喝 300 毫升凉开水。一般 2 日后全身热现象就会渐渐降退下去。

3. 西医疗法简介

（1）用鱼石脂软膏外敷，尚未溃破的直至使其破溃为止。

（2）选用适当抗生素：①青霉素，每日 240 万～2000 万单位，分 2 次加入 250～500 毫升生理盐水中，静脉滴注。

①普鲁卡因青霉素：每日 40 万～160 万单位，肌内 1 次注射；

②阿莫西林，成人每日 2～4 克，分 3～4 次服用；

③先锋霉素 5（头孢唑林钠），每次 0.5 克，肌内或静脉注射，每日 3～4 次。

（3）适当应用泻药以通便，如开塞露，每次 20 毫升，肛内给药。

（4）若疮头已有波动，需切开排脓。

4. 营养与饮食疗法

在治疗期间，应当增加营养，重点应增加对此病有辅助治疗作用的营养。

（1）维生素 A 有排毒作用，各种动物的肝都有丰富的维生素 A。但不要吃牛、羊、狗、鸡的肝，这类肝是温性，不利于疗（疖）的治疗。

（2）维生素 B_5 可产生抵抗传染病的抗体，花生与酵母里都含有比较丰富的维生素 B_5，可以选用。

（3）维生素 C 有增加免疫功能及抗感染等作用，在绿色蔬菜中含有较多的维生素 C。

（4）维生素 E 有促进肝排毒作用，核桃仁中含有丰富的维生素 E。

（5）锌能增强人体免疫力，提高人体抵抗感染和疾病的能力。牡蛎、牛奶、全麦面包、海产品、芝麻、栗子、大豆及各种肉类都含有较多的锌，可以选择应用。但是，狗肉、牛肉、鸡肉、羊肉属温性，对清热不利，故应少用或不用。

5. 禁忌与注意事项

（1）禁止或少吃温热之类食物，如辣椒、胡椒、花椒、大料、桂皮、姜、葱、蒜、韭菜、蒜薹、洋葱、香菜、芥菜、扁豆、杏、桃、荔枝、桂圆、狗肉、羊肉、鸡肉、牛肉及鱼等食物。在急性期，甚至白面及萝卜、白菜都要少吃。其他含辣味的熟食品，如辣味肠、辣味方便面及辣味点心都应当不吃或少吃。

（2）患者精神要保持愉快，不要生气。

六、毒蛇咬伤临时自我处理

（一）疾病特点简介

蛇类大致可分有毒蛇与无毒蛇两种。无毒蛇咬伤只留下小小的牙痕，疼痛较轻；有毒蛇头部多呈三角形，色彩和斑纹鲜明，伤口也较大。被毒蛇咬伤之人，如不及时抢救可致死亡。

（二）抢救的同时要马上向110或120求救

1. 历代自疗简便名方

如果认定是毒蛇咬伤，若有蛇药更好，没有蛇药可以就近弄些对蛇毒有治疗作用的草药先治一治。

（1）丝瓜根适量捣碎泡酒（药与酒皆满瓶），取酒饮用至小醉为度（《本草纲目》）。

（2）苋菜适量生吃。能吃多少就吃多少；同时把苋菜捣烂，敷在伤口上（《集验方》）。

（3）水芹菜适量生吃。尽量多吃；同时把水芹菜捣烂敷在伤口上（《万毕术》）。

（4）凤仙花适量，用酒浸泡。取酒饮至微醉（《濒湖集简方》）。

（5）大豆叶适量，捣烂，敷在伤口上（《肘后方》）。

（6）香油、黄药子、决明子、半边莲、扁豆叶、苍耳、益母草等，对毒蛇咬伤都有治疗作用（《本草纲目》）。

（7）鲜地榆60克，捣烂榨汁，顿服，药渣外敷伤口，治毒蛇咬伤（《肘后方》）。

（8）治疗毒蛇咬伤，《本草纲目》还推荐如下治疗方法：白芷（治毒蛇咬伤：首先要扎定伤口上下两端，尽力抽吸毒汁；同时，把白芷、雄黄、麝香、细辛混合制末，酒送服。雄黄有毒，每次用量，不超过0.3克）；五灵脂（同雄黄，制末，煮食。二药配比：五灵脂八分，雄黄一分）；米醋（紧急抢救毒蛇咬伤：急饮两碗米醋）。

2. 非药物疗法

用不同大小的火罐，把毒液抽出来，或用嘴吸出来；如果有空气压缩器具都可以用来吸毒液。

3. 西医疗法简介

应及时送医院请医生处理。

（1）注射特制的相应类型的抗蛇毒血清，目前主要有蝮蛇、五步蛇、眼镜蛇、银环蛇等抗毒血清。

（2）口服相关抗蛇毒中成药。

（3）根据各系统病情发展情况采取对应的抢救措施。

4. 营养与饮食疗法

许多营养对治疗毒蛇咬伤有辅助治疗作用：①维生素A有增加抗病力作用；②维生素B_1有改善神经与血液循环作用；③维生素B_6有防抽搐作用；④维生素B_2有维持神经正常活动的作用；⑤胆碱有排毒作用；⑥维生素C有抗病毒作用；⑦维生素E有解毒功能。⑧锌有增强抗病力功能。

5. 禁忌与注意事项

时间就是生命，抓住一切机会抢救，不可迟延，要边处置，边送医院紧急处理。

七、蜈蚣咬伤

（一）疾病特点简介

因为蜈蚣牙齿上有毒，被咬之后就会发生一系列局部或全身症状，局部有瘀点，周围红肿，有剧烈痒与痛。严重者全身麻木，发热头痛，心悸呕吐，甚至抽搐。

（二）治疗

1. 历代自疗简便名方

（1）如果身边有季德胜蛇药，可立即服用。

（2）用雄鸡冠血涂在伤口上（《青囊杂纂》）。

（3）甘草、雄黄各等份，研成细末，用菜籽油调成糊，外敷咬伤处（《神农本草经》）。

（4）用除去外皮的独头蒜，摩擦伤口（《本草纲目》）。

（5）扁豆（芸豆、豆角）叶60克，捣烂，与氯苯那敏3片调和均匀，敷在伤口上，就会不痒不痛（《日华本草》）。

（6）蚌粉30克，用生姜（榨）汁50毫升调成糊，外敷咬伤处（《本草纲目》）。

（7）用马齿苋（榨）汁涂伤口（《肘后方》）。

2. 西医疗法简介

（1）立即用肥皂水或5％碳酸氢钠水将伤口洗涤干净。

（2）用冰或冰水敷伤口。

（3）用普鲁卡因在咬伤周围封闭。

（4）疼痛重时可以用止痛药。

3. 营养与饮食疗法

（1）适量口服维生素 A、维生素 B_1、维生素 B_6、维生素 B_{12}、维生素 C、维生素 E。

（2）食用高蛋白、高脂肪饮食。

八、蜂蜇伤

（一）疾病特点简介

蜂尾有毒刺，蜇人时通过毒针把毒液注入人体。蜜蜂蜇人较轻，黄蜂蜇人很重，群蜂蜇人病情更严重，可发生头晕、恶心、发热、烦躁不安等全身症状。

（二）治疗

1. 历代自疗简便名方

（1）人参30克，放在口中嚼碎后咽下去（《本草纲目》）。

（2）把马齿苋菜捣成糊，敷在蜇伤处（《灵花方》）。

（3）紫花地丁捣烂外敷（《本草纲目》）。

（4）黄土30克，用醋调成糊，外涂蜂蜇伤处（《千金方》）。

（5）朱砂20克，制成细末，用凉水调成稀糊，外敷伤口（《摘玄方》）。

（6）空口咀嚼盐粒成糊，外涂伤口（《千金方》）。

（7）青蒿6克，放在口中咀嚼成糊，外敷伤口（《肘后方》）。

（8）治疗蜂蜇伤，《本草纲目》还推荐如下治疗方法：贝母（用酒送服，有治疗蜂蜇伤作用）；附子（治疗蜂蜇伤，制末，醋调涂伤）；鬼针草（又叫粘身草。治疗蜂蜇伤，鲜鬼针草榨汁，涂伤口）；热酒（洗伤处）；皂角（炙后，热熨伤处）。

2. 西医疗法简介

（1）5%碳酸氢钠溶液洗伤口。如果是黄蜂蜇伤，用食醋洗涤伤口。

（2）有过敏史者，应当注射氯苯那敏，以防重度中毒。氯苯那敏成人每次 5～20 毫克，皮下注射。

（3）对症治疗：如果发生痉挛，可以注射葡萄糖酸钙，成人每次 1～2 克，加入 5%葡萄糖 100 毫升静脉滴注。

3. 营养与饮食疗法

（1）重者，应补给一定的热能及有排毒作用的维生素 C、维生素 E、胆碱及硫酸锌等。

（2）有过敏史者，口服维生素 B_6 及氯化钾。

九、毒蜘蛛咬伤

（一）疾病特点简介

毒蜘蛛的毒性不太大，被毒蜘蛛咬伤后，一般只是局部发生变态反应，如苍白、发红、起荨麻疹或局部肿痛。小儿症状较重。

（二）治疗

1. 历代自疗简便名方

（1）饮白酒至微醉，或用白酒洗伤口（《本草纲目》）。

（2）用奶洗涤伤口（《本草纲目》）。

（3）雄黄 10 克，制成细末，用醋调成糊，外敷伤口（《苏东坡良方》）。

（4）鲜桑树叶 500 克，捣碎榨汁，每次服 18 毫升（《本草纲目》）。

（5）饮牛奶 300 ~ 400 毫升，并用牛奶洗伤口（《本草纲目》）。

（6）治毒蜘蛛咬伤，《本草纲目》还推荐如下中医疗法：小蓟（治疗毒蜘蛛咬伤，糖、水煎小蓟，饮水）；苍耳叶（治毒蜘蛛咬伤，酒煎，饮苍耳药酒）；人尿（洗毒蜘蛛咬伤处）；秦皮（治毒蜘蛛咬伤，水煎服）。以上用药，煎剂常用量 6 ~ 15 克。

2. 西医疗法简介

（1）可用普鲁卡因封闭四周。

（2）重者，可注射副肾素 0.3 毫克。

（3）也可静滴糖盐水。

十、肋软骨炎

（一）疾病特点简介

　　主要特征有：肋软骨疼痛、肿胀，但是不红，有压痛，绵绵疼痛，时轻时重。此病属于中医学的胁痛范围。

（二）治疗

1. 历代自疗简便名方

　　（1）黄连素、猪胆汁等量，炒干后磨成细末，每次服3克，早晚各1次。主治胁痛（《本草纲目》）。

　　（2）青橘皮、地肤子各等份，制成细末，用温酒送服，每次6克，每日2次（《补遗方》）。

　　（3）食盐、生姜、葱白、韭菜、艾叶各等份，共捣烂，再炒热后，加醋稀释，外敷病处。

2. 非药物疗法

　　（1）针刺局部肿胀处。

　　（2）每日用手拍打800次，分两次进行。

3. 西医疗法简介

　　（1）用金诺芬与硫唑嘌呤治疗（见风湿节）

（2）红外线治疗。

4. 营养与饮食疗法

维生素 B_{12} 口服，有缓解肋软骨炎疼痛作用。

5. 禁忌与注意事项

忌生气上火。

十一、烧烫伤

（一）疾病特点简介

烧伤与烫伤的原因主要有：沸水、热粥、火焰、滚油、化学品等，总的说来，多是高热作用于肌肉与皮肤所造成的。烧、烫伤常被划分成Ⅲ度。①皮肤潮红，轻微肿痛为Ⅰ度，即使不治，也可以自愈。②倘若皮肤潮红，还有水疱，轻度水肿，剧烈疼痛，此为Ⅱ度烧、烫伤。如果不发生细菌感染，可以治愈不留瘢痕；若烧、烫面积大，处理不当，也可能发生中毒症状或休克。③如果烧伤的皮肤是灰白色或褐色，疼痛反而不重，触之坚硬，失去弹性，无光泽，表面光滑，累及肌肉，愈后有程度不同的瘢痕，这是Ⅲ度烧、烫伤。Ⅲ度烧、烫伤多有并发症或出现全身中毒症状，烧、烫伤面积愈大，预后愈不好。因为我们是研究自疗的，所以我们着重介绍小面积的Ⅰ、Ⅱ度烧、烫伤的治疗方法。

（二）治疗

1. 历代自疗简便名方

（1）皂矾（青矾、绿矾）、柳枝灰各30克，氯苯那敏8毫克，共研成细末，用生理盐水调成糊，外敷在烧伤处。可以制止渗出，但是解决不了疼痛问题（《杨诚经验方》）。

（2）当归细末适量，用香油调成糊，敷在烧、烫处，适用于Ⅱ度未破溃的烧、烫伤（《和济局方》）。

（3）用鲥鱼蒸出的油，罐装埋在地下，7日后取出备用。于烧、烫伤后涂于患处（《本草纲目》）。

（4）大麦（或小麦）炒黑，研成细末，用1%盐水调和后敷于未破的Ⅰ度或Ⅱ度烧伤或烫伤处（《孙真人方》）。

（5）在治疗尚未破溃的Ⅱ度烧、烫伤时，首先把精盐粉末撒在被烧、烫伤处；然后把用白面调成的稀糊涂在精盐上面（《甄权方》）。

（6）用獾油直接涂在患处。

（7）《本草纲目》还介绍了许多治疗烧、烫伤的疗法。如甘草，用蜜煎出的液体外涂；大黄粉末，用蜜调成糊；蓖麻油调蛤粉；小麦炒煳研成粉；荞麦炒煳研成粉；小米炒煳研成粉；把核桃烧焦，取出仁研碎成末；黄柏（黄檗皮）炭末；大酱汁等外用；苦参（制成细末，油调糊状，外敷伤处皮肤）；黄葵花（制成细末，用油浸后，外敷）；香油（涂烧、烫伤皮肤）；栀子（制成细末，用鸡蛋清调敷烧、烫伤皮肤）；蚯蚓泥（制末，油调外敷）；小麦（治烫火伤，把小麦炒黑，研末，香油调糊，外涂）。

2. 西医疗法简介

（1）磺胺嘧啶锌，治疗烧、烫伤并有抗菌收敛和促进伤口愈合的作用，是烧、烫伤的专用药，或用药膏，或研成细末直接撒在烫、烧伤处。有磺胺过敏者禁用。

（2）磺胺嘧啶银，作用与磺胺嘧啶锌大致相同。治烧、烫伤用1%磺胺嘧啶银软膏或1%的乳膏。有磺胺过敏者禁用。

3. 营养与饮食疗法

（1）较大面积烧、烫伤的主食，应当多吃用薏苡仁做出的食物，此米有燥湿收敛与清热作用，其次是小米稀饭。

（2）较大面积烧伤，应当增补营养。但是，只可从荞麦、猪肉、乳制品、豆腐、绿豆、蘑菇等凉性食物中获取。

4. 禁忌与注意事项

禁吃鱼肉和各种辣性食物。

十二、腰肌劳损

（一）疾病特点简介

长时间低头工作，如插秧、锄地、拔草、读书、写字、上网、游戏等，时间一长都会引发腰背疼痛，久而久之会引发骨质及软组织种种疾病，如骨质增生、肌纤维劳伤、脊柱畸形等，发病率很高。主要表现为：腰背慢性酸痛，不能久坐，更不能长时间低头工作。

（二）治疗

1. 历代自疗简便名方

（1）羌活、麻黄各等份，混合研成细末，每次6克，每日2次，口服（《本草纲目》）。

（2）白芥子泡酒（白芥子占酒的2/3空间），用此酒不断涂腰背疼痛处（《本草纲目》）。

（3）菊花20克，用水煮10分钟，水与花一块服用，每日2次（《本草纲目》）。

（4）每天吃40～80克栗子（《本草纲目》）。

（5）腰痛剧烈，可把鳖甲焙成黄色，研成细末，每次服15克，每日2次（《肘后方》）。

（6）桂枝研成细末，用醋调和涂疼痛处。

（7）生牵牛子30克，熟牵牛子30克，硫磺8克，3种药混合制成粉末，用稀面糊调和药粉，制成梧桐子大药粒，每次服40粒，每日2次，治腰背肌劳损（《本草纲目》）。

（8）治疗腰肌劳损，《本草纲目》还推荐如下疗法：补骨脂（治肾虚腰痛，研末服）；萆薢（同杜仲研末，水送服）；杜仲（泡白酒饮）；三七（制末，酒送服）。

2. 非药物疗法

（1）按摩。用推、捋、擀、捏等手法按摩病位。

（2）运动特效疗法：①左右扭肩法。双臂微弯，反复向左向右扭肩，并使背、腰疼痛肌肉参与活动，左右各扭动200次。疼痛部位肌肉尽量放松，意念尽量放在痛处。②后仰前弯法。上身不断前俯后仰，角度要大一些，前弯后仰各做200次。疼痛部位肌肉要放松，意识放在疼痛处。③左斜右倾法。上身向左向右，反复倾斜，角度要大一些，疼痛部位肌肉完全放松，各做200次。④扭腰法。下身不动，上身向右向左反复扭转，疼痛的腰部肌肉放松，旋腰的力度要大，每日做200次。⑤振臂法。双臂肘关节弯曲，双手握拳，分别向左向右振臂，要用力，背脊放松，振臂200次。

首次得病，用此法治疗一次就能缓解。如果是慢性腰背痛，只要天天坚持做，3个月以内彻底痊愈，病愈仍需做下去。既为了巩固疗效，又为了活血保健。

（3）用抡臂拍打的方法也有很好的疗效，借抡臂之力，拍打疼痛部位，每次做200～300次。

（4）拔火罐。在痛处拔火罐（或水果罐头瓶）。把酒精（或60多度的酒）涂在罐壁上点燃，从上向下拔罐。如果用软纸做燃料，必须罐口向前，患者站或坐位，这种姿势不会燎皮肤。

（5）刮痧法治疗。

3. 西医疗法简介

（1）用红外线治疗。

（2）用新按摩方法治疗。倘若不是外伤，可以用脚踩揉疼痛部位。

4. 禁忌与注意事项

（1）凡是需要长时间弯腰工作，要每小时直腰活动十几分钟，按照上边介绍的方法运动后再继续弯腰工作。

（2）尽量把弯腰工作，改为直腰工作。

十三、蝎子蜇伤

（一）疾病特点简介

蝎子蜇人后，毒素注入人体，引起中毒，可产生剧烈疼痛、发热、呕吐、恶心等症状。

（二）治疗

1. 历代自疗简便名方

（1）抓一个大一点的活蝎子，捣烂如泥，敷在伤口上（《本草纲目》）。

（2）用米醋调明矾，涂在伤口上（《本草纲目》）。

（3）半夏研成细末，用水调成糊，敷在伤口上（《本草纲目》）。

（4）壁虎1只，把鸡蛋打破一端，将壁虎装入蛋中备用。当被蝎子蜇咬时，把蛋中的汁液，涂在伤口处（《青囊》）。

（5）用浓卤汁涂伤口，治蝎子蜇伤（《千金方》）。

（6）治蝎蜇伤，《本草纲目》还推荐如下治疗方法：守宫（把守宫装入鸡胆中阴干，用时，把鸡胆汁，涂到蜇伤处）；粘身草（治蝎蜇伤，取鲜粘身草，榨汁，涂伤处）；小蓟（治蝎伤，鲜小蓟榨汁，涂蝎蜇伤处）。

2. 非药物疗法

用小罐子或嘴吸出蝎毒。

3. 西医疗法简介

（1）用碳酸氢钠液体洗涤或外敷伤处。

（2）0.5％的普鲁卡因封闭蜇伤周围。

（3）蛇药用酒调匀后外敷。

十四、落枕

（一）疾病特点简介

　　落枕又叫失枕，这是一种颈部软组织疾病。睡觉时头位长时间左倾右斜、过高过低，或者长时间低头读书、写字、劳动、娱乐等，由于颈部软组织长期绷紧而引起劳损；颈部受寒湿也能造成此病。患此病的人，自己感到颈部酸痛不适，左右前后活动更痛；重者疼痛波及肩背及上肢，甚至诱发颈椎综合征。

（二）治疗

1. 历代自疗简便名方

（1）黑大豆，蒸变色，干后，当枕瓢，每晚枕之（《千金方》）。

（2）用荆芥当枕瓢，每晚枕之（《千金方》）。

（3）防风一味，研成细末，每次 6 克，用热酒送下，每日 2 次（《本草纲目》）。

（4）羌活、白芷、藁本、菊花、贝母对此病都有治疗作用。

2. 非药物疗法

（1）针灸：针刺后溪、悬钟穴及疼痛局部。

（2）颈部放松运动法：在肌肉放松的情况下，头自然向左和向右歪倾，各 300 次，前倾后仰各 300 次，左右扭头各 300 次。成功与否在于颈部肌肉能否放松。如果颈部肌肉能完全放松，做功一次就基本痊愈。

（3）刮痧：在疼痛部位，用捋、刮、揪、挤等方法（具体做法，请参考前文）刮痧，把皮肤刮出紫红色，落枕就会基本消失。

3. 西医疗法简介

（1）红外线治疗。

（2）用抗风湿药：①金诺芬每次 3 毫克，每日 2 次，口服。②消痛灵每次 0.25 克，每日 2 次，口服。

4. 营养与饮食疗法

（1）生物素（维生素 H）有消解颈肌疲劳减轻疼痛的作用，鱼肉、蛋、奶、豆制品中含量高。

（2）钙有治疗落枕时肌肉痉挛的作用，海产品、乳类、绿花椰菜含量都较高。

（3）镁有缓解落枕时肌肉强直作用。乳、肉、鱼含镁高。

5. 禁忌与注意事项

（1）要摆好睡眠时头部的姿势，使头不歪不斜，不高不低。

（2）枕头的高矮，要与自己一侧肩的宽度大致相等。

（3）睡觉期间避开一切对流风，更不可开风扇直吹。

（4）长期低头工作、学习、劳作、玩游戏的人，要 1 ~ 2 小时做一次颈部操。

十五、胆囊炎

（一）疾病特点简介

　　胆囊炎与结石、胆固醇代谢紊乱、胆管蛔虫和细菌感染有关。主要特点为：右上腹（或中右上腹）剧烈疼痛、恶心、呕吐、发热，胆管严重堵塞时全身发黄，常在吃油腻后发病，右上腹有压痛和腹肌紧张。遇到上述情况，应去医院治疗，如去医院不便，暂时可用以下方法治疗，但须同时积极准备送医院治疗。

（二）治疗

1. 历代自疗简便名方

　　（1）黄连、猪胆汁各等量，炒干，研成细末，每次6克，用开水冲服（《本草纲目》）。

　　（2）鲜薏苡仁根每次30克，用水煮15分钟，服药汁，每日2次。主治胆结石疼痛（《梅师方》）。

　　（3）大量鲜蒲公英捣成泥，敷在右上腹疼痛部位（《本草纲目》）。

　　（4）大黄米面、白灰各等量，用醋调和成糊，敷在右上腹的疼痛处（《本草纲目》）。

　　（5）治疗胆囊炎，《本草纲目》还推荐如下疗法：青黛（去肝胆之火，水煎服）；地肤子（治肋下痛，水煎服）；木香（散肝气，水煎服）。以上用药用量 6 ~ 15 克。

2. 非药物疗法

（1）如果是反复发作，每天睡觉时用手掌捂在右上腹，可以减少发作次数。

（2）在发作时，针刺期门、太冲、阳陵泉、京门、膈俞等穴，用泻法。

（3）每天做舒肝操，双手十指互相交叉，掌背朝上，从右侧肋缘向下虚推 300 次，心中想象肝中有水，被不断推到两脚。

3. 西医疗法简介（由医生施治）

（1）抗菌治疗：①阿莫西林每次 1 克，每日 3 次，口服。②青霉素每次 160 万 ~ 240 万单位，每日 3 次，肌内注射。③诺氟沙星每日 400 ~ 800 毫克，分 4 次服。

（2）重度疼痛，可用阿托品（0.5 毫克）与吗啡（10 毫克）联合肌内注射。

（3）有手术指征时须手术治疗。

4. 营养与饮食疗法

（1）由于反复发作和呕吐等原因，必然营养缺乏。故应当增加营养，尽量从饮食中摄取。并可以口服维生素 C 与维生素 E。

（2）多食偏凉性食物，如豆制品、乳类、蛋类、小米、荞麦、薏苡仁、绿豆等。

5. 禁忌与注意事项

（1）忌食一切辣味和各种热性食物，如杏、桃、荔枝、鱼肉、牛肉、羊肉、狗肉、鸡肉等。

（2）忌食油腻和不易消化食物。

十六、肩周炎

（一）疾病特点简介

　　肩周炎指风湿性肩关节炎，最主要的表现是关节及软组织疼痛，其次是肩关节运动不同程度的障碍，这种障碍初期较轻，几个月后转为持续性，功能障碍更加严重。

（二）治疗

1. 历代自疗简便名方

　　（1）羌活制成细末，每次6克，用酒30毫升送服，每日2次。"不问新久，透关利节"（《本草纲目》）。

　　（2）牛蒡根研成细末，每次9克，加酒100毫升中，煮剩50毫升，一次服下，每日2次。治湿热性关节炎，"筋挛骨痛，一二十年湿痹症"（《外台秘要》）。

　　（3）石菖蒲制成细末，每次6克，用水送服，每日2次。治"风湿麻痹，拘挛不遂"（《本草纲目》）。

　　（4）治疗肩周炎，《本草纲目》推荐如下治疗方法：防风（全身经络留湿，急症，宜水煎服；慢病，宜作散剂用）；苍术（散风除湿，用苍术酿酒，治疗一切风湿筋骨痛）；芫花（主治冷痰，四肢拘挛，水煎服）；桑枝（治风痛四肢拘挛，水煎服）；淫羊藿（治一切风寒，四肢拘挛，水煎服）；慈石（治周身湿痹，肢节疼痛，水煎服）。

2. 非药物疗法

（1）旋臂运动疗法：是治疗此病最佳疗法，肩关节每天做 2 次抡臂运动，顺时针抡 50 ～ 100 次，逆时针抡 50 ～ 100 次。臂要抡到位，忍痛抡，肩关节肌肉尽量放松，意念全神贯注在关节，方法无误的话，新病 1 周痊愈，轻病 1 个月痊愈，重病 3 个月痊愈。预防：每日 1 次，每次前后各抡 50 次。治肩周炎。

（2）拔火罐：在肩周围拔 4 ～ 5 罐，效果也很好。

（3）针灸：针刺肩髃、肩井、外关和局部痛点，用慢刺快出法。

3. 西医疗法简介

（1）阿司匹林肠溶片每次 0.3 ～ 0.6 克，每日 3 次，口服。

（2）吲哚美辛每次 25 毫克，每日 3 次，口服，或吡罗昔康 20 毫克，每日 1 次，口服。

（3）金诺芬，每次 6 毫克，口服。

（4）地塞米松，每次 0.75 ～ 1.5 毫克，每日 3 次，口服。

4. 营养与饮食疗法

如果全身有疲劳不适感，要增加饮食中的营养量。

5. 禁忌与注意事项

（1）为防风湿寒邪再度侵犯，禁止睡卧草地、土地及湿床上。

（2）少穿短袖衣服，更不宜穿背心往外跑。

（3）出汗时不宜站在对流风处。

（4）忌吃冰制品和冰箱内藏品；疲劳时，不宜吃冷饭、水果（桃、杏、荔枝、桂圆例外）。

（5）衣服汗湿或雨淋，一定要及时换掉。

十七、颈椎病

（一）疾病特点简介

颈椎病，是由于颈椎骨质增生与退行性病变引发的一系列症状。如骨刺压迫了神经根，引起颈与肩疼痛，并且向远端放射，重者有阵发性剧痛；部分患者有头晕、耳鸣、耳痛及针刺样向手臂放射性疼痛，或者手握力减退；压迫血管时，除了颈臂疼痛之外，还会有胃肠、呼吸与心血管症状，以及头痛、头晕、呕吐、视物不清等；若压迫脊髓，会发生下肢发紧、发麻、无力、行走困难、上肢麻木、手无力、拿东西易滑落等症状。

（二）治疗

1. 历代自疗简便名方

（1）防风6克，研成细末，加酒60毫升，煮5分钟后，连药带酒，1次服下。"凡颈痛、颈僵、不敢转头者，当用此药"（《元素方》）。

（2）荆芥炒微黄，做枕头与褥子使用。立春停止使用（《本草纲目》）。

（3）藁本、白芷、薄荷、菊花等都有治疗颈椎病的作用。

（4）治疗颈椎病，《本草纲目》还推荐如下中药：羌活（长于祛上半身风湿骨痛，水煎服）；苍术（主治四肢风湿挛缩，水煎服）；荆芥（有散风去湿功用，水煎服）；防己（有除风湿，去手足挛缩作用，水煎服）。

2. 非药物疗法

（1）颈椎病康复法：取站式，首先调整呼吸 36 次，调至细、匀、长（以细匀为主），然后开始做功。①头前垂后仰，各做 200 次。整个过程颈部肌肉必须完全放松，意念时刻检查放松情况。②头左顾右盼，分别向左、向右各扭转 200 次。转头要完全在颈部肌肉和神经放松的情况下进行，扭转不要用力。③头左歪右倾，向左向右各倾歪 200 次，也必须在颈部肌肉完全放松的情况下进行。近期新病，数日即愈；久病，大约 2 个月基本痊愈。病愈后，还要天天做功，每次各做 100 次，以巩固疗效。

（2）针灸：针刺足太阳、足少阳经穴及大椎、风池、昆仑穴，或在颈椎两侧用排刺法。

（3）拔火罐：在颈椎两侧拔罐。

（4）刮痧：可以用揪、捋、刮、挤等法。

3. 西医疗法简介

（1）牵引法。用牵引器，做颈部牵引。

（2）新法按摩推拿。在颈肌完全放松的情况下，用双手从痛处上界向下捋，每次做 20 分钟，每日 1 次。

（3）局部用普鲁卡因封闭。

（4）食醋外敷。

（5）手术。

4. 营养与饮食疗法

（1）病程长，应适当加强饮食营养。

（2）维生素 B_5 有抗风湿性关节炎的作用；维生素 E 有减轻手足僵硬的作用。

5. 禁忌与注意事项

（1）避免或减少头向任何一侧长时间倾斜。

（2）枕头高低要适合，睡时头位要正。

（3）预防颈外伤。

十八、腰椎间盘突出

（一）疾病特点简介

　　本病为腰椎间盘退行性变、破裂、移位或向椎管内突出，由于压迫部分脊髓而发生一系列症候。主要特点为：腰痛及沿坐骨神经走行方向的腿痛，即臀部、大腿内侧、小腿外侧、足跟及足背外侧疼痛。常是单侧痛，剧痛难忍。一般止痛药治疗无效；活动、弯腰、咳嗽、喷嚏、排尿时疼痛更重；卧床或不动疼痛减轻。

（二）治疗

1. 历代自疗简便名方

　　（1）延胡索、当归、桂心各等量，混合研成细粉，每次 1.5 克，用酒送服，每日 2 次。"止暴腰痛"（《勺泊宅编》）。

　　（2）甘遂 3 克，装入一个猪心中，用火烧熟，一次吃完。"治闪腰痛"（《本草纲目》）。

　　（3）莴苣籽与小米各 3 份，乳香与没药各 1 份，并制成药末。前两味用水煮烂成粥，用此粥把后两味药末，制成梧桐子大小的药丸，每次服60 丸，每日 2 次（《王机微义》）。

　　（4）丝瓜根烧焦后研成细粉，每次用酒送服 30 克，每日 2 次（《邓笔峰杂兴》）。

（5）芥菜子，研磨成细末，用酒调成糊，敷在病处（《日华本草》）。

（6）治疗疑似腰间盘病，《本草纲目》还推荐如下疗法：补骨脂（治疗骨髓伤败，水煎服）；萆薢（治腰脊强痛，水煎服）；茴香（治腰痛如刺，八角茴香制末，盐汤送服）；鳖甲（治腰突然疼痛惧动，炙后，研末，用米酒送服）；玄胡索（治腰暴痛，同当归、桂心，制末，用酒送服）；甘遂（治闪挫腰，制末，放猪肾中，煨熟吃）；神曲（治闪挫腰，水煎服）；丝瓜（闪挫腰，烧炭，研末，米酒送服）；芥末（治扑损伤，制末，煮酒涂腰）。以上诸药，煎剂用量 6 ~ 15 克；丸、散剂用量 3 ~ 6 克。

2. 非药物疗法

（1）腰部运动疗法（适用于慢性疼痛期），调呼吸 3 分钟，使呼吸达到细、匀、长的状态。

①上身做前俯后仰活动各做 200 次，腰部肌肉要完全放松，意念监视腰部的放松情况。

②上身再做左倾右斜运动，左右各做 200 次。腰部肌肉完全放松。

③腰部肌肉完全放松，再做向左向右转身运动，各做 200 次。

④拍腰：双臂左右抡圆，双掌半握拳，借抡臂之力，拍打前髋与后腰，各拍打 200 次。要用力打，但是腰部肌肉不得用力。如果病生不久，几乎做完功以后，症状就似乎消失；以后每日 2 次，症状会在几周后完全消失。痊愈后每日做 1 次，拍打 100 次，以巩固疗效。

（2）针灸。针刺足太阴、足太阳、足少阳经穴及血海、膈俞、大肠俞、环跳、三阴交穴。手法快刺慢出；慢性痛时，慢刺快出。

3. 西医疗法简介

（1）疼痛重时，卧硬板床。

（2）药物疗法：用止痛消炎药可减轻水肿和疼痛。

（3）骨盆牵引术，可减轻神经根压迫。

（4）新推拿法。患者俯卧，施术者站立，用脚前掌踩揉疼痛部位，每次 20 分钟，每日 1 次。

（5）地塞米松每次 0.75 ～ 1.5 毫克，每日 3 次，口服。

4. 营养与饮食疗法

（1）宜高热能、高维生素及高微量元素的饮食。

（2）重点补充：①维生素 B_1，有改善神经功能作用。②维生素 B_6，对骨关节有治疗作用。③维生素 P，有防治运动伤害作用。④维生素 B_{12}，有预防神经受损伤作用。

5. 禁忌与注意事项

（1）患病期间，做任何活动都要预先有思想准备。

（2）发病期间应预防感冒，设法防止打喷嚏。

十九、膝关节炎

（一）疾病特点简介

　　膝关节炎，西医叫膝关节滑囊炎；中医学叫膝眼风、鹤膝风等。主要特征为：①疼痛，运动时更痛；②膝关节由于肿胀，比较僵硬，想达到平时活动的角度，就特别痛；③重时，运动障碍，全身乏力，或有发热，体重下降等症状。西医学认为，是因为过度运动及外伤导致液体渗出造成的；中医学认为，是由风、寒、湿等邪气侵袭所致。

（二）治疗

1. 历代自疗简便名方

　　（1）大豆炒焦以后，用白酒浸泡，每日饮豆酒，每次 30 ~ 50 毫升。主治湿痹膝痛（《肘后方》）。

　　（2）用醋煮 8 块青砖，煮沸 10 分钟；把膝关节用几层布裹好；从醋中捞出 4 块砖，放在已经裹布的病关节四面，外边再用衣物或布包裹。等4 块砖凉时，再换另外 4 块砖，换 2 次即可，每日 1 次。

　　（3）豆汁、60 度酒各等量，兑在一起，取酒饮至微醉为止。治"膝挛骨痛"（《本草纲目》）。

　　（4）皂角子炒黄，制成细末，每次 4 克，用酒送服。治"腰脚风痛，不能走"（《千金方》）。

（5）黄柏、苍术各等量，用60度酒浸泡，把药酒倒在护膝上。再把护膝穿在病关节处；然后，每日往护膝上倒1次药酒，7日后，病情稳定，1个月后，有可能康复（《本草纲目》）。

（6）尖辣椒剪碎，用酒浸泡24小时后，取酒搽病关节。涂药时很痛，故在涂前，先用猪油擦一下皮肤，涂药3～4次，就可以阶段性康复。适用于寒湿型。

（7）用发散方法治疗膝关节炎，《本草纲目》还推荐如下疗法：麻黄（发散风寒、风湿，一味麻黄，熬膏汤，服用）；羌活（治一切风寒风湿，水煎服）；薏苡仁（治风湿，痛不能动，米酒煮服）；花椒（散寒除湿，腰脚不遂，研末制丸食）；独活（主治下身风湿骨痛，水煎服、制散用，皆可）；苏子（治腰脚风湿，四肢挛急，煮粥食）；牛膝（治疗寒湿痿痹，拘挛膝痛，水煎服）；仙茅（治腰脚风冷，挛痹不能行，水煎服）；慈石（四肢痹痛，同白石英浸水，用水煮粥食）；防己（治风湿，手足挛急）。

2. 非药物疗法

（1）甩腿：站在有支持物的地方，一手扶支持物，病腿不断前后甩动，每回甩30～100次。应注意：①膝关节肌肉与肌腱要完全放松。②膝关节尽力屈曲，忍痛努力甩。③膝关节不用力，甩腿完全靠大腿带动。主治慢性运动障碍。

（2）自然行步法：走步时，膝关节毫不用力，完全依靠大腿迈步之力，带动小腿甩动。脚步要轻抬和轻落，但是甩出的力度要大。主治膝、踝关节炎慢性期及外伤。

（3）针灸：针刺足太阳、足少阳经穴及委中、肾俞、腰阳关、环跳、阳陵泉、大肠俞等穴。施针要快刺，慢出。

3. 西医疗法简介

（1）吲哚美辛每次25毫克，每日3次，口服，或金诺芬每次3毫克，每日 2 次，口服。

（2）青霉胺每次 0.5 克，每日 2 次，口服。

（3）泼尼松每次 5 ～ 10 毫克，每日 2 ～ 4 次，口服。

4. 营养与饮食疗法

风湿病带有全身症状时，会有多种营养缺乏影响新陈代谢。因此，应当有选择性地补充维生素 H 与钙、镁离子等。

5. 禁忌与注意事项

（1）夏季不可坐卧在草地、土地和室外的木头上。

（2）出汗时严禁在对流风处坐立，不可以喝冷饮，更不要到阴凉处乘凉。

（3）多做一些运动，防止组织粘连，关节畸形。

第七章

物理、化学因素引起的疾病

一、溺水现场互救

（一）疾病特点简介

　　掉入深水，全部淹没，救捞出来后，患者出现呼吸加快、咳嗽。重者昏迷、休克、心跳和呼吸微弱或停止，口鼻充满泡沫液体。部分患者在抢救过程中病情进一步恶化。

（二）治疗（互救）

　　当溺水者被捞救上来之后，首先要及时清除其口中的一切东西。既要清除杂物、淤泥等，同时还要除去可摘取的假牙。然后，把患者翻转，令其俯卧，将其腹部用较软的东西垫高 15 ～ 20 厘米，头低脚高，把腹中水排出。如果捞上来时，腹部根本不膨胀，吐出的水就不会多。

　　如果呼吸、心跳已经停止，应做人工呼吸，最好做口对口人工呼吸；必要时做心脏按压。用双手重叠，按压心脏部位。中等力度，不要压折肋骨，每分钟按 60 次左右。

　　倘若存在呼吸与心跳停止可采取以下方法抢救。

　　1. 露出肚脐，用 3% 盐水反复揉搓肚脐，以待其复苏。

　　2. 用白沙把患者掩埋起来。首先患者的体位必须摆正确，足位要高，头位要低，要俯卧，埋沙时要露出口鼻眼。

　　3. 干皂角粉 3 克，用纸筒分别把皂角粉吹入耳道与鼻道，并同时与110 或 120 联系，及时送医。

二、蘑菇中毒

（一）疾病特点简介

　　大多数毒蘑菇都是色彩鲜艳的，易被人误食而中毒。中毒的人，一部分以胃肠症状为主，表现为剧烈呕吐、腹泻；一部分以神经异常症状为主；除了胃肠症状外，还有大汗、流泪、脉缓等。重度中毒的病例，可能发生快速溶血和损害肝而导致死亡。必须送医院救治，一时无法送医院的，可用以下方法临时处理，并要继续向医院求救。

（二）治疗（救治）

1. 历代自疗简便名方

　　（1）甘草细末 30 克，用麻子油 60 毫升，煮 30 分钟，药与油一同服下（《本草纲目》）。

　　（2）防风 15 克，附子 6 克，天雄 6 克，加水 500 毫升煮 30 分钟，饮药汁（《千金方》）。

　　（3）其他如饮防风煮的药汁，或饮忍冬藤煮出的药汁、绿豆汤、或梨汁等。这些都有解蘑菇毒的作用（《本草纲目》）。

　　（4）用催吐的方法，吐出毒蘑菇渣。炒烟食盐、胆矾、香瓜蒂等食之都有催吐作用。

（5）防风9克，加水150毫升煎煮，煮剩90毫升时滗出药汁顿服（《万氏积善堂方》）。

（6）绿豆100克，加水800毫升煎煮，直到煮剩400毫升，豆烂之时，水与绿豆，同时服食（《卫生易简方》）。

（7）解蘑菇中毒方：鲜荷叶30克，加水600毫升煎煮，煮剩400毫升时，滗出药汁顿服（《本草纲目》）。

（8）治疗蘑菇中毒，《本草纲目》还推荐如下疗法：金银花（鲜金银花，榨汁，灌下）；大豆汁（灌1碗）；酱汁（掺水，灌1碗）；生姜（水煎，灌入）；梨汁（灌1碗）。

2. 西医疗法简介

（1）洗胃与灌肠，清除毒蘑菇的残渣。

（2）对症疗法：根据消化系统与神经系统症状，以及肝功能状况，分别施行不同的治疗方法。

（3）静脉补充糖盐水以及相关的营养。

3. 营养与饮食疗法

（1）及时补充营养。轻者，用高营养流食补充；重者，要在医生的指导下，通过静脉补充相关营养。

（2）维生素E、胆碱与镁盐有解毒作用，需要补充。

4. 禁忌与注意事项

（1）病愈之后开始进食，绝不可以吃生、冷、硬、辣等对胃肠有刺激的食物。

（2）凡是色彩鲜艳的蘑菇都不要吃，不认识的蘑菇最好不吃。

三、醉酒

（一）疾病特点简介

醉酒初期，只是恶心、呕吐、语无伦次、走步不稳、嗜睡等；重度中毒，就会发生昏迷、呼吸缓慢、皮肤湿凉，甚至呼吸停止而死亡。重度中毒，必须送往医院，无法送医院，可用以下方法救治；特重患者，边抢救，边向医院求救。

（二）治疗

1．历代自疗简便名方

（1）绿豆水、蚕豆苗、冰水等都有一定的解酒作用（《卫生易简方》）。

（2）干菊花末 6 克，开水冲服（《外台秘药》）。

（3）在重阳节前后，采摘菊花，晒干，制成细末，每次服 6 克，治酒精中毒（《台外秘要》）。

（4）用新打的井水洗湿头发，再用此水浸泡毛巾，敷在胸部皮肤上。如果仍然不醒，再给患者灌服井水 1 碗（《本草纲目》）。

（5）大醉难醒，可以把患者泡在阴阳水池（或桶）里（一半烧开的水，兑一半生水）（《藏器方》）。

（6）新大白菜榨汁 300 毫升，灌服（《名医别录》）。

（7）葛根 500 克榨汁灌服（《千金方》）。

（8）在救治的开始，可以服用催吐药，使其酒吐出来（参见草木中毒节方法）。

2. 西医疗法简介

（1）注射中枢神经兴奋药。如甲氯劳酯，每次 0.25 克，肌内注射（适用昏迷状态）。

（2）洗胃。

（3）特别烦躁不安者，可以谨慎地给点镇静药（根据不同症状，用不同药）。

（4）呼吸衰竭，可以用呼吸中枢兴奋药。如尼可刹米 0.5 克，肌内注射。

（5）脱水者，给糖盐水，根据失水量定输入量。

（6）血压下降时，应升压抗休克治疗。

3. 营养与饮食疗法

（1）对重症者，50%葡萄糖注射液 40～60 毫升，静脉注射。

（2）可以通过各种渠道，投给维生素 B_1、胆碱、烟酸等，以加速酒精的排出。

（3）清醒后，用高营养流食及时补充营养。

四、冻伤

（一）疾病特点简介

　　冻伤是低温作用人体的结果，是低温使人体组织变性、坏死的过程。①早期冻伤，患者只是感到刺痛与麻木；②继续冻下去，就会发红；③再冻下去，就变成白色；④再冻下去，由白色变深红色，甚至紫色，这时变为痒痛；⑤再冻下去，就完全失去知觉，此时已变为黑紫色，深层骨肉也已开始变性了。

（二）治疗

1. 历代自疗简便名方

　　（1）麦苗、酒糟、米醋、热汤、姜汁、大黄、藕、柏树皮、松树皮、老丝瓜、蟹壳等，对冻伤都有治疗作用（《本草纲目》）。

　　（2）茄子根、茎、叶适量，煮浓水，洗泡患处（《本草纲目》）。

　　（3）甘草适量，煮水，洗或泡冻伤处（《谈野翁方》）。

　　（4）棉花灰适量，用食油调和成糊状，外敷冻伤处（《本草纲目》）。

　　（5）用火烧得很烂的萝卜，贴在冻伤上（《本草纲目》）。

　　（6）把整个螃蟹烧成灰，用食用油调和后，涂在冻伤处；然后用萝卜、茶及橘子皮煮出的蒸汽熏冻伤（《明清太医院方》）。

　　（7）根据冻伤面积，取适量附子，制成细末，用温水调成糊，涂冻疮处，治冻伤（《本草纲目》）。

（8）治疗冻伤，《本草纲目》还推荐如下疗法：酒糟（用泡酒糟的水，浸泡全身）；用米醋（泡全身）；大黄（制末，用水调洗）；柏叶（炙后，研末，水调敷）；松叶（炙后，研末，水调敷）；老丝瓜（烧灰，水调，外敷）；猪油（外涂）；蜜蜡（熔化后，外涂）。

2. 非药物疗法

（1）首先把冻伤者移到温暖处。

（2）对较轻冻伤，移至室内，用手小心摩擦冻伤部位，即可康复。

（3）把冻伤肢体或全身浸泡在 42℃ 的温水中。

（4）针灸有促进冻伤康复作用。下肢冻伤，针足三里、解溪穴；上肢冻伤，针合谷、列缺与少商穴。

3. 西医疗法简介

（1）立即把患者移到暖和处，脱去冻结的衣服、鞋袜。

（2）把受伤部位浸泡在 42 ~ 43℃ 之间的温水中，温水中混有 0.2% 的呋喃西林；水温要始终保持在 42 ~ 43℃ 之间；浸泡直到皮肤发红、温热为止。

（3）Ⅲ度冻伤，另请专科医生处理。

4. 营养与饮食疗法

（1）给以高蛋白、高维生素饮食。这类饮食主要有鸡肉、牛肉、羊肉、狗肉、猪肉、鱼肉、蛋、乳、豆制品等。

（2）通过静脉输入一些营养。

（3）病情愈重，愈应当加重补充营养的力度。

5. 禁忌与注意事项

（1）禁止用火烤；避免用过高的热水泡。

（2）禁止用雪搓冻伤处。

（3）在脱鞋时，要十分谨慎，避免把脚趾扯掉。

五、食物中毒

（一）疾病特点简介

食物中毒包括有毒食物本身之毒导致的中毒，以及食物腐败所滋生的微生物之毒导致的中毒。这里重点介绍有毒食物引起的中毒救治。各种食物中毒的症状各有特点，但是其共同特点主要有：在吃了有毒食物之后，发生恶心、呕吐、腹痛、腹泻、头晕、无力，多为频繁的水样泻，或有黏液，而无脓血。如果因食物过敏，主要表现为醉酒样症状。

（二）治疗

应及时送医院，没条件送医院者，也应当请村医，可用以下方法进行初级救治。

1. 历代自疗简便名方

（1）由于中毒情势急，一时又找不出中毒的原因，可以用甘草水救治。每次用甘草60克，加水500毫升煎煮，煮剩200毫升，1次服下，可阻止病情进展，或可能治愈（《金匮玉函》）。

（2）苦参90克，米酒500毫升，用微火煮剩200毫升，分2次口服（《存堂方》）。

（3）用生姜榨汁，每次服3毫升，治莴笋中毒（《本草纲目》）。

（4）杏仁6克，大枣10枚，牛奶100毫升，同煮20分钟，水药同服，治水芹菜中毒（《本草纲目》）。

（5）小米饭米汤 300 毫升，顿服或灌服，治苦瓜中毒（《陈藏器》）。

（6）生姜 9 克，扁豆 60 克，加水 500 毫升煮，当煮烂扁豆时，滗出药汁，灌服，治鸟肉中毒（《本草纲目》）。

（7）鲜冬瓜榨汁 60 毫升，顿服或灌服，治六畜肉中毒（《小品方》）。

2. 非药物疗法

（1）彻底洗胃。

（2）根据各系统出现的不同症状分别进行对症治疗。

（3）从静脉给以高渗糖盐水，并加入维生素 C 500 毫克。

3. 营养与饮食疗法

（1）补充高热能、高维生素、高微量元素。

（2）病情稳定时，可以通过食用流食以补充各种营养。

（3）重点补充以下营养：①维生素 B_{12}、胆碱，有促进肝的解毒作用。②维生素 A、维生素 B_6、锌等，有增强抗病能力作用。

4. 禁忌与注意事项

参阅本章中的"蘑菇中毒"。

六、中暑

（一）疾病特点简介

在高温环境下工作，体内热能积聚过多而引起中暑。最初，只是出汗多、口渴、头昏、耳鸣、胸闷、心悸、恶心、四肢无力，进一步发展为体温升高、面色苍白、恶心、呕吐、大量出汗、血压下降，甚至昏倒或抽搐，体温可以达到 40℃。

（二）救治

1. 历代自疗简便名方

（1）及时把患者转移到阴凉之处，并设法饮服 500 ～ 1000 毫升淡盐水。

（2）醋或韭菜汁 3 ～ 4 滴灌入鼻中，"即苏"（《食医心镜》）。

（3）用凉盐水（1%）喷向患者脸上（勿入眼）或身上（《本草纲目》）。

（4）灌鸭血 40 ～ 80 毫升（《肘后方》）。

（5）犀角 3 克，麝香 0.2 克，研成细末，用凉水灌服（《华陀方》）。

（6）鲜香薷榨汁 30 毫升，灌服，中暑急救（《和剂局方》）。

（7）治疗中暑，《本草纲目》还推荐如下中药：水蓼（煮汁，灌入）；芝麻（炒黑，捣碎，用水灌入）；瓜蒂（研末，每次五分，水灌入）；黄土汁（米酒送服）；猪苓（主治湿热中暑，煮水，灌入）；桂心（有解暑作用，水煎，药汁同蜂蜜食用）；黄芪（治伤暑自汗，水煎服）；人参（暑伤元气，大汗虚弱，与麦冬、五味子，水煎服）；甘草（生用，泻火，有治疗热邪中暑作用，水煎服）；苦茶（与姜同煎饮，治伤暑泻痢）；其他如乌梅、西瓜、甜瓜、椰子汁等，都有解暑作用。

2. 非药物疗法

（1）立即将患者转移到阴凉的环境中去。

（2）针灸（可以用缝衣针代替）：针刺人中、合谷、涌泉、内关、大椎、太冲等穴。

（3）不断活动患者的四肢。

（4）刮痧法。用刮、揪、挶、掐等法，在以上各针刺穴处刮痧。

3. 西医疗法简介

（1）注射中枢神经兴奋药。如甲氯芬酯，每次 0.25 克，静脉注射。

（2）静脉滴注生理盐水 500～1000 毫升，能口服者，可以喝咸菜汤或盐水。

（3）如有高热，可用冰袋及冰块等降温。

（4）安置在气温偏低的房间。

4. 营养与饮食疗法

通过食道，向胃灌入 100～200 毫升牛奶，或灌白扁豆汤。

5. 禁忌与注意事项

（1）在高温环境中工作或活动，必须搞好防暑降温工作。要不断补充含盐的饮料或菜汤，既补充了盐又能起到降温作用。

（2）在高温下活动，一旦感到不舒适，要及时转移到阴凉处休息一下。

七、亚硝酸盐中毒

（一）疾病特点简介

扁豆、小白菜、菠菜、甜菜、芹菜、大白菜、新腌制的咸菜及变质的剩菜等，都含有较多的亚硝酸盐，误食之后就会发生中毒。中毒的主要特征为：指甲及面部青紫、四肢发冷、心跳加快；但是体温正常，神经反应迟钝，困倦、头晕、头痛；偶尔有呕吐、腹泻，严重者可有心律失常、休克、昏迷、惊厥、呼吸衰竭等。

（二）治疗

1. 历代自疗简便名方

（1）首先催吐，使胃内毒物排出去，或用手指刺激咽部引吐，或吃炒煳盐 20 克，或吃瓜蒂 5 克；胃内容物吐净后，吃大蒜汁 10 毫升。

（2）甘草、绿豆汤、姜汁、杏仁等都有解亚硝酸盐中毒的作用（甘草 1 次用量 12 克；杏仁 1 次用量 10 克）。

2. 西医疗法简介

（1）彻底洗胃。

（2）50%葡萄糖注射液 40 ～ 60 毫升，静脉缓慢注射。

（3）每日给维生素 C 500 毫克，口服。

（4）中毒轻者，可以不洗胃，静脉输入 10％葡萄糖注射液

500 ～ 1000 毫升。

（5）1％亚甲蓝溶液 5 ～ 10 毫升，加入 25％的葡萄糖注射液 20 ～ 40
毫升，缓慢静脉注射。

3．营养与饮食疗法

（1）中毒期间，应食用稀烂的流食。

（2）病情稳定之后，用高热能、高维生素饮食。

（3）从各种渠道给以下营养：①维生素 B_2、维生素 B_6，以改善心功能；
②维生素 C、维生素 E 及锌、磷等，以增强组织修复；③维生素 B_{12} 与胆碱，
以增强肝的排毒功能。

4．禁忌与注意事项

（1）做菜时，一定要除去已变质的部分。

（2）不吃没煮熟的绿叶菜。

（3）吃绿叶菜后，如果感到不舒服，首先要想到是否为亚硝酸盐中毒。

第八章

新陈代谢、变态反应、内分泌疾病

一、糖尿病

（一）疾病特点简介

由胰岛素分泌不足而引起糖、脂肪及蛋白等代谢紊乱，使血糖过高并有糖尿等。1型糖尿病多发于青年。症状有：多吃、多喝、多尿等三多症状，并且有不断消瘦、五心烦热等症状，易发生尿路感染、疖肿、胆管与肺部感染、皮肤瘙痒、趾指麻木酸痛等症状。2型糖尿病多发生于肥胖的中老年人群。初始多吃不太明显，但是常伴有多饮与多尿等症状；中期才出现三多症状，夜尿多，全身疲乏无力，或感觉皮肤瘙痒，视力减退，腰痛等；后期多诱发各系统的细菌感染，或心脑血管病。

（二）治疗

1. 历代自疗简便名方

（1）黄瓜根、生葛根、白芍药根、甘草各等量。研制成细末，每次6克，水煮15分钟后，连药带水1次服下，每日2次，1个月为1个疗程。主要治1型糖尿病（《本草纲目》）。

（2）每天早晨饮1碗从井里新打来的水（约250毫升），也可以用凉白开水代替（《嘉祐方》）。

（3）黄芪地面上的茎与枝180克，一半用锅焙微黄，另一半用盐水泡湿后，再蒸3次，晾干后，合起来研成细面；另外，取甘草30克，一半炒用，一半生用。把4份药合到一起，再次混合研成细末，每日早晚各服6克。主治2型糖尿病的阴阳双虚型，其他型也有效（《外科精要》）。

（4）白芍药根与甘草各等份，混合研成细末，每次3克，用水煮15分钟，药与水同服，每日吃2次，主治2型糖尿病（《陈月华经验方》）。

（5）香附子（莎草根）30克，白茯苓15克，研制成细末，用陈年小米饭的米汤送下，每次6克，每日2次，主治2型糖尿病（《外科精要》）。

（6）肥大麦冬（新采、晒干）60克，黄连60克（去尖去皮）。分别研成细末，再用苦瓜汁浸泡麦冬末1宿后把黄连末放进去，一起捣烂，做成梧桐子大小的药粒，早晚饭后各服30粒。渴的症状可能被止住；严重的患者，首次可服150粒；第2天服220粒；第3天服100粒；第4天服80粒；第5天服50粒。适用于1型糖尿病（《崔世亮海上集验方》）。

（7）甘遂炒微黄15克，黄连30克。混合研成细末，加小米粥蒸成饼，制成绿豆大药粒，每次用薄荷水送服2粒，每日吃2次，主治1型糖尿病（《杨氏家藏方》）。

（8）菟丝子10克，水煮每日当茶饮，直到不再渴为止，主治阳虚型糖尿病（《药林广记》）。

2. 非药物疗法

（1）每天早晚拍前后心（前为胃区，后为肋下缘区域）各100次，中等力度，常年坚持，治1型、2型糖尿病。

（2）每天早晚散步1小时，速度稍快些。

（3）力量型运动，如做俯卧撑及仰卧起坐，次数由少到多，逐渐增加，尽力而为。

（4）劳逸结合，生活规律。

（5）刮痧法：在腹部剑突与脐之间用刮、掐、揪、挤、捋等方法，把皮肤刮成深红色，每日1～2次。如此坚持下去，其治疗糖尿病效果很好；如果又在与胃区水平位置的脊柱两侧同时刮痧，效果更好。对1型或2型糖尿病效果都好。

3. 西医疗法简介

（1）口服降糖药：①格列吡嗪每日2.5～5毫克，分2次服；②苯乙双胍首次 25 毫克，每日 3 次，可以逐渐增加至 50 ~ 150 毫克 / 日，分 3 次服；③甲苯磺丁脲 0.5 ~ 1 克，每日 2 ~ 4 次；④二甲双胍每次 0.5 克，1 日 3 次，主治 1 型糖尿病；⑤格列齐特最初每日 80 毫克，分 2 次服，以后每日增至 160 ~ 240 毫克，分 3 次服，主治 2 型糖尿病；⑥格列本脲从小剂量开始，每日 5 毫克，分 2 次服；可逐渐增到每日 20 毫克，分 2 ~ 3 次服。主治 2 型糖尿病；⑦灭糖脲开始每日 5 毫克，一周后，每日增至 7．5 ~ 10 毫克，分 2 ~ 3 次服。每日最高剂量 30 毫克；⑧格列美脲开始每日 1 毫克，增减药量要根据血糖变化而定。

（2）胰岛素注射必须根据病情严格把控。对于 1 型糖尿病的治疗，应当由医生指导进行。

4. 营养与饮食疗法

（1）控制糖及含糖多的食物摄入。

（2）根据血糖情况，以及年龄、性别、体重、活动量等情况，制定每日饮食规划。热能高，血糖就会升高；热能低，血糖就会下降，或者营养不良，反而导致抵抗力下降。这个工作应当在营养师的指导下进行。

（3）薏苡仁做主食，有治疗糖尿病的作用。

（4）菱角、竹笋、海蛤、鹅肉、淡竹叶、小米、黑芝麻对糖尿病（阴虚型）都有直接的治疗作用。

（5）镁可以辅助治疗糖尿病，维持正常血压。

（6）铬可以预防和控制糖尿病症状，啤酒、酵母、糙米、乳酪、谷、豆中含量较多。

（7）锌有改善胰岛素的降糖作用，故常与胰岛素合用。

（8）阴虚内热型糖尿病，多吃偏寒凉类食物，如小米、荞麦面、豆制品、乳制品、黑大豆、莴苣、蘑菇、紫菜、木耳、菠菜、大豆等。

5. 禁忌与注意事项

（1）忌吃糖。

（2）少吃含淀粉多的食物。

二、腋臭

（一）疾病特点简介

　　本病多发生于青年男女，或者终生不愈。女性发病多于男性，出汗时带有臭味；轻症在不出汗时，几乎没有臭味。严重患者，乳头、肚脐、腹股沟等处都可能发出这种臭味。

（二）治疗

1. 历代自疗简便名方

　　（1）密陀僧、枯矾各等份，混合研成细末，每日几次扑到腋窝下。

　　（2）蛤蜊壳粉 25 克，樟脑 25 克，枯矾 25 克，共研成细末，早晚各涂腋下 1 次。

　　（3）桂圆核 12 个，胡椒 54 粒，混合研成细末，每日干扑数次。出汗时扑上更好。

　　（4）鳝鱼不加盐，白水煮熟，空腹吃饱为止。避风寒 1 天，每 5 日服 1 次，有明显效果（《本草纲目》）。

　　（5）将巴豆 1 粒放在田螺中，待巴豆化成水，用此水搽腋窝（《本草纲目》）。

　　（6）把苏子捣成泥状，频涂腋窝。

（7）青木香切成片，用醋浸泡1日，然后夹在腋下（《本草纲目》）。

（8）治疗腋臭，《本草纲目》还推荐如下疗法：马齿苋（捣成泥状，装入白布袋，外裹泥，用火烧过，夹在腋下）；石灰粉（3年旧醋，调和敷腋下）；龙眼核（龙眼核6个，胡椒14粒，合一，研成细末，腋窝出汗时涂擦）；辛夷（同木香、细辛、川芎等量，研末，涂腋窝）；铜绿（同密陀僧、白及，研细末，用醋调和，擦腋窝）；用自己唾液频擦腋窝。

2. 西医疗法简介

狐臭溶液洗剂：涂擦两腋部位，每日3～4次。

三、白发

（一）疾病特点简介

青壮年生白发是病态，是体内色素代谢失常引发的。

（二）治疗

1. 历代自疗简便名方

（1）益母草 500 克，鲜地黄汁 1500 毫升。益母草，加 4000 毫升水，用慢火煮 30 分钟。滗出药汁，再煮两遍，每遍都滗出汁，把 3 遍滗出的汁，与地黄汁混合，用微火不断熬煮，直至熬成膏，每日用温酒送服 6 克（《圣济方》）。

（2）将熟透的桑葚，用水浸泡 10 小时，再晒干；然后加 60 度酒，调成糊，经常涂发根（《千金方》）。

（3）丁香末 10 克与生姜汁 10 毫升混合。拔去白发，把药汁涂在根上。"可生黑发"（《本草纲目》）。

（4）拔去白发，涂上白蜂蜜，"可生黑发"（《本草纲目》）。

（5）何首乌细末，早晚用酒各送服 20 克，久服可使白发变黑（《本草纲目》）。

（6）瓜蒌、青盐、杏仁（烧黄）各等量，共研成细末，涂发根（《本草纲目》）。

（7）百合适量晒干，研成细末，用姜汁调成糊，涂白发根（《本草纲目》）。

（8）治疗少壮白发，《本草纲目》还推荐如下疗法：核桃（核桃仁与胡粉捣成糊状，拔掉白发，涂上药糊，可生发）；余甘子（与铁粉调合，涂头，可生发）；水蛭（同龟尿捣成糊状，涂头皮，发自黑）；犬乳（点白发根，生黑发）。

2. 非药物疗法

每天早晚用十指干梳头发300次，有使白发变黑作用。

3. 营养与饮食疗法

增加促进白发变黑的营养：①生物素，有促进黑发再生作用。②维生素 A、维生素 B_2、维生素 C、维生素 B_6、肌醇、碘等对青壮年白发都有不同程度的治疗作用。

4. 禁忌与注意事项

（1）节制性生活。

（2）忌心情压抑。

四、哮喘

（一）疾病特点简介

全称支气管哮喘，是一种常见的呼吸系统过敏性疾病。发作时的主要特点为：气急、咳嗽、喘息、多痰。典型症状：患者多被迫采取端坐位，双手支在双膝上，两肩端起来，呼吸特别困难，额头出虚汗，表情痛苦，面色发紫。每次发作，或由某种物质引起过敏，或者由上呼吸道感染引发。

（二）治疗

1. 历代自疗简便名方

（1）白前、紫菀、半夏各等份，大戟 1/5 份。混合研成细末，蒸 20 分钟后，用开水浸泡，当茶饮（《本草纲目》）。

（2）马兜铃（除去壳和膜）60 克，奶酥 15 克，共置锅中慢火炒干，再加甘草 30 克。3 味药混合后，研成细末，服前把药末 3 克放水 30 毫升煎煮，煮剩 15 毫升水时，趁热含在口内，缓慢地随唾液咽下去，每日早晚各服 3 克（《本草纲目》）。

（3）治疗喘咳，《本草纲目》还推荐如下治疗方法：麻黄（治疗风寒喘咳，水煎服）；羌活（治风湿寒邪导致的咳喘，水煎服）；苏叶（有散风寒，降气，消痰，利肺功能，同橘子皮等量，水煎服）；桂枝（治咳喘，同干姜、皂角，研末，制丸吃）；蜀椒（主治虚寒咳喘，研末，每次半钱，米汤送下）。

（4）治疗痰喘，《本草纲目》还推荐如下疗法：半夏（治疗失血喘急，同皂荚，等量，水煎服）；桔梗（治疗痰喘，桔梗研末，用童尿煎服）；葶苈（治上气喘促，痰咳，研末，与枣肉合捣成泥，制成药丸吃）；泽漆（治咳喘，与半夏，等量，水煎服。半夏有毒，用量减半）；栝楼（治疗痰咳气喘，与白矾，等量，研成末，用萝卜蘸药面吃）；白芥子（咳嗽喘满，多唾液，每次7粒，用米酒送服）；莱菔子（治疗老人气喘，同皂角，烧炭，研末，制丸吃。皂角有毒，一次口服量1克）。

（5）治热喘，《本草纲目》还推荐如下治疗方法：知母（治久咳气短，同杏仁，水煎服。杏仁有小毒，用量减半）；茅根（治肺热喘急，水煎服，佳效）；生山药（治疗痰喘气急，捣烂后，用蔗汁送服）；龙骨（治疗恚怒引发的哮喘，研末服）。

以上（3）（4）（5）诸药，煎剂用量6～12克；丸、散剂用量3～6克。

（6）治疗体虚喘咳，《本草纲目》还推荐如下疗法：人参（治阳虚自汗喘息，人参制末，米汤送服）；五味子（治咳，五味子制末，与阿胶化汁服）；核桃仁（治疗虚咳寒喘咳，同生姜嚼涸咽）；阿胶（治虚劳喘息，与人参同制末，天天吃）。

（7）治小儿喘咳《本草纲目》还推荐如下疗法：栝楼（治疗小儿发热痰喘：栝楼去子，研末，与白面作饼，把饼芝炙后，研末，水送服）；银杏（同麻黄、甘草，水煎服）；柳白皮（阴干后，研成末，每日吃2次，水送服）；海螵蛸（制末，每次1钱，水送服）。

以上（6）（7）二条中诸药，煎剂用量6～12克；丸、散剂用量3～6克；小儿用量减半，或三分之一。

2. 非药物疗法

（1）每天早晚各慢跑3000米，以出汗为止。

（2）拍前胸、后背各 300 次，每日 1 次。

（3）针刺。①因寒发病。针刺列缺、尺泽、风门、膻中穴。②虚喘。针刺天突、膏肓、膻中、肺俞穴。用快刺慢出法。

（4）拔火罐。因寒犯病，拔前胸与后背。

3. 西医疗法简介

（1）因感冒犯病，治疗感冒与哮喘同时进行。

（2）有感染，用青霉素 160 万单位，分 2 次肌内注射，需做皮试。同时联合链霉素注射，每次 0.5 克，每日 2 次。

（3）平喘：用氨茶碱口服，成人每次 100～200 毫克，每日 2～3 次，或糖皮质激素类药，如地塞米松，每次 0.75～1.5 毫克，每日 3 次口服。

（4）特殊疗法。如果是青年哮喘，又无合并症。可用以下疗法：氢化可的松开始每日从 10 毫克用起，2 周后，每日增至 15 毫克，再过 2 周，每日增至 20 毫克，再过 2 周如果喘息完全停止了，就开始减药，减到每日 15 毫克，2 周后仍然未复发，再减到每日 10 毫克。继续服药 2 周后，仍未复发，就停药。改用氨茶碱，每次 0.1～0.2 克，服药 1 个月，仍没犯病，就全部停药。

在治疗过程中，要严防感冒。如果在 1 年内无感冒。这个治疗，就完全成功。

4. 营养与饮食疗法

（1）维生素 A 与维生素 B_5，都有增强免疫和防止感染作用。

（2）维生素 B_6 有抗过敏止喘作用。

（3）维生素 E 有增加供氧作用。

（4）维生素 C 有增强免疫功能和抗感染作用。

5. 禁忌与注意事项

（1）找出病因，远离病原。如果对寒热过敏，就要时刻注意寒、热邪气的侵犯。

（2）不吃或少吃辣味食物。

（3）在犯病期间，不吃牛肉、羊肉、鸡肉、狗肉、鱼肉、荔枝、桃、杏等热性食物，以防合并感染。

五、荨麻疹

（一）疾病特点简介

荨麻疹可以发生在任何部位，发病原因有感冒、冷风、热气、服药、汗后风吹、花粉、鱼、蟹等。发病突然，消失也快，多不超过1天，很少有数日不愈病例。痒处，呈扁平隆起，白色，疹型不规则，或连片，剧痒，灼热。冷因素诱发的荨麻疹，遇风加重；热因素引发的荨麻疹，遇热加重；胃肠型荨麻疹，腹内疼痛。故在发生荨麻疹的同时，并有腹痛，应想到是胃肠型荨麻疹。

（二）治疗

1. 历代自疗简便名方

（1）柳树根白皮6000克，用水煮30分钟，取药汁洗浴（《姚增坦方》）。

（2）香樟木30克，蚕沙20克，加水500毫升煮药汁熏或洗。

（3）苦参末20克，皂角末20克，用水煮10分钟，药与汁同时服下（《本草纲目》）。

（4）白灰，用醋调成浓水，涂抹病处（《本草纲目》）。

（5）用金不换研出的墨汁，涂在病处，疹很快就消失。

（6）炒牛蒡子30克，干荷叶30克，二药混合研成细末，每次5克，每日2次（《延年方》）。

（7）鲜苍耳叶与茎 100 克，晒干后，研成细末，每次 5 克，用白酒送服（《圣惠方》）。

（8）治疗荨麻疹，《本草纲目》还推荐如下疗法：蜂房（同蝉蜕，研末服）；槐枝（水煎服）；白芷（酒煎服）；浮萍（水煎服），以上诸药，煎剂用量 6 ~ 12 克；丸、散剂用量 3 ~ 6 克。

2. 非药物疗法

（1）寻找原因，与病源隔离。

（2）用厚被捂汗，出了汗就好了。

（3）针刺，取风池、合谷、曲池、阳陵泉、足三里、血海、三阴交等穴，每次选用 4 ~ 5 个穴。

3. 西医疗法简介

（1）氯苯那敏，每次 4 毫克，每日 2 ~ 3 次，口服。

（2）苯海拉明，1 次 25 ~ 50 毫克，每日 2 ~ 3 次，口服。

（3）1% 副肾素（肾上腺素）注射液，每次 0.4 毫升。用法：皮下或肌内注射。

4. 营养与饮食疗法

（1）多吃白菜等绿叶菜。

（2）甲硫胺酸对化学药物过敏，有治疗作用，可以从瘦肉、鸡蛋中摄取。

（3）生物素（维生素 H）、维生素 B_6、钾等，对过敏有治疗作用，鱼、肉、蛋中含量高。

（4）肌醇对荨麻疹有预防作用，蔬菜、全麦粉、动物肝含量高。

5. 禁忌与注意事项

（1）仔细找出诱发荨麻疹的病因，生活中尽量避开这些因素。

（2）不吃或少吃辣味食品。

六、甲状腺肿

（一）疾病特点简介

民间俗称大脖子，是由缺碘造成的。患病后如果得不到及时治疗或控制，继续长大会压迫呼吸道。

（二）治疗

1. 历代自疗简便名方

（1）白头翁根、牛蒡子根各等量，研成细末，用熬熟的热蜜，制成栗子大小的蜜丸，早晚各服 1 丸（《外台秘要》）。

（2）贝母、连翘各等份，研成细末，每日早晚各服 8 克，用酒送下（《本草纲目》）。

（3）小麦、海藻各等量，研成细末，用醋浸泡后，每日早晚各 20 克，用酒送下（《本草纲目》）。

（4）柳树根皮 500 克，加水 3000 毫升，煮剩 1500 毫升时滗出药汁，再往药汁里兑 60 度白酒 2000 毫升，每次饮 50 毫升，每日 2 次（《范汪方》）。

（5）牡蛎 300 克，研成细末，每次服 4 克，每日 2 次。

（6）治疗甲状腺肿，《本草纲目》还推荐如下治疗方法：黄药子（治甲状腺肿，用米酒煮黄药子，饮酒）；海藻（有治疗甲状腺肿的作用，海藻泡酒，天天饮。药渣外敷肿处皮肤上）；牛蒡根（研末，制丸食）；海带、昆布、海苔、牡蛎、马刀、海蛤、蛤蜊、淡菜、海螵蛸、贝母、扇贝（治因缺碘而成的甲状腺肿，以上海产品，都含有很多碘，故都有治疗甲状腺肿的功能）。

2. 西医疗法简介

（1）碘化钾每次 6 ~ 10 毫升，每日 3 次，口服。连服 1 ~ 3 个月。

（2）可以直接向甲状腺肿内注射碘制剂，由医生施术。

（3）选择手术治疗。

3. 营养与饮食疗法

（1）多吃碘含量高的食物，如海带、海藻、紫菜、海鱼等。

（2）要坚持吃国家认可的碘盐。

4. 禁忌与注意事项

（1）为了不患甲状腺肿，日常要坚持用碘盐。

（2）这种病是可以治愈的，如果延误会造成较为严重的后果。

第九章

呼吸系统疾病

一、咳嗽

（一）疾病特点简介

西医学把咳嗽看作是呼吸系统的一个症状；中医学却把咳嗽单列为一种病，并把咳嗽分成外感咳嗽和内伤咳嗽两类。外感咳嗽又分风寒咳嗽、风热咳嗽与燥热咳嗽；内伤咳嗽又分痰湿犯肺、肺热咳嗽等。

（二）治疗

1. 历代自疗简便名方

（1）外感风寒咳嗽：主要特点是咳嗽，咳声粗重，咳白色泡沫痰，伴有头痛、流涕、骨节痛、怕冷、无汗。治疗以疏散风寒为主。

①麻黄 10 克，杏仁 15 克，甘草 5 克，用水煮 30 分钟，去渣，服药汁，每日 2 次（《神农本草》）。

②白前 6 克，桔梗 9 克，桑白皮 9 克，甘草 3 克，用水煮 30 分钟，去药渣，服药汁，每日 2 次（《本草纲目》）。

③生姜、大蒜、麻黄、陈皮、细辛、紫苏等中药都有治风寒咳嗽的作用。麻黄、陈皮、细辛、紫苏每日用量皆为 6 ~ 10 克。

（2）风热咳嗽：主要特征是咳嗽，咳声重浊，痰为黄脓样，伴有头痛、出汗、咽痛等。主要治疗如下。

①桑菊饮。由桑叶、菊花、薄荷、杏仁、桔梗、甘草组成。

②中成药。如羚翘解毒丸，以及板蓝根、淡豆豉、牛蒡子、柴胡等，每味药用量皆为 6 ~ 10 克。

（3）痰热咳嗽：主要表现为咳嗽、痰稠、声音嘶哑、鼻燥咽干、胸痛或痰中带血，发热。其治疗方法如下。

①知母 15 克，贝母 15 克，百合 15 克，用水煮 20 分钟，除去渣子，服药汁，早晚各 1 次（《医学集成》）。

②中成药，青莲丸。遵医嘱。

（4）内伤痰湿证：主要特征是咳嗽时间长，痰白稀薄，容易咳出来，全身无力，大便稀薄。其治疗方法如下。

天南星、半夏、橘皮各 9 克，用水煮 20 分钟，除去渣子，服药汁，早晚各 1 次（《东坦兰室秘藏》）。

（5）肺热咳嗽：主要特点有咳嗽气促、痰黄并黏稠、胸痛、口苦、痰有腥味或有血丝。其治疗方法如下。

①麦冬，每次嚼服 30 克，早晚各 1 次（《大明方》）。

②瓜蒌、五倍子各等量，研成细末，每次服 6 克，每日 2 次（《本草纲目》）。

③百合，用蜜蒸熟，每次 10 ~ 15 克，含在口中，慢慢嚼服，每日 5 ~ 6 次（《圣惠方》）。

（6）石灰 30 克，蛤粉 12 克，二药混合研成细末，用水调和揉成药面饼，上屉蒸 30 分钟，然后制成梧桐子大药粒，每次 30 粒，每日 2 次，治老年暴咳（《普济方》）。

（7）治疗风寒咳嗽，《本草纲目》还推荐如下治疗方法：细辛（有清肺去痰作用，水煎服）；百部（有止暴咳作用，泡酒服）；款冬花（是温肺止咳的要药，水煎服）；牛蒡根（主治风寒咳嗽，水煎服）；生姜（治寒湿所致的咳嗽，用蜜煮食）；桂心（主治干寒地区的寒咳，研末服）；
蜂房（主治小儿咳嗽，烧灰服）。

（8）治疗痰湿咳嗽，《本草纲目》还推荐如下治疗方法：半夏（治
痰湿咳嗽，半夏、橘皮、白术，等份，制成细末，水调制丸服）；葶苈（治
痰咳，同知母末、贝母末、枣肉，捣烂，制成丸吃）；芫花（治疗突然咳嗽，
煎水，用药水煮枣吃）；玄胡索（治老少痰咳，玄胡索、枯矾，研成末，
用糖稀送服）；萝卜（治老少痰咳，煮食之）；橘皮（治痰咳，同甘草制
丸吃）；蚌粉（主治痰咳，脸肿，炒红，凉后，与香油同吃）。

（9）治疗痰火咳嗽，《本草纲目》还推荐如下治疗方法：马兜铃（有
清肺热，除痰咳作用，水煎服）；甘草（有治伤热咳嗽作用，水煎服）；
沙参（有益肺，清肺火作用，水煎服）；麦冬（心肺虚热，火咳，单一嚼
吃甚妙，虚寒人禁用）；百部（热咳气短，火炙百部，米酒浸泡后，天天
饮酒）；天花粉（治虚热咳嗽，与人参末，用食）；栝楼（有润肺，降火，
清痰作用，是治咳要药，干咳，煮汁，用蜜汁送服）；知母（有消痰润肺，
滋阴降火之功，治远、近咳嗽，与贝母，制成细末，用生姜片，蘸药末吃）；
百合（治肺热咳嗽，蜜蒸百合，口含）；梨汁（消痰降火，突然咳嗽，1
碗梨汁，放 40 粒花椒，煎后，细服）；甘蔗汁（虚热咳嗽，加入青小
米中煮粥食）。

（10）治疗虚劳咳嗽，《本草纲目》还推荐如下疗法：黄芪（有补
肺泻火，止咳，敛汗作用，水煎服）；人参（补肺。治疗肺虚久咳，同鹿
角胶煎服）；五味子（敛肺气，止咳嗽，乃火热必用之药；久咳肺胀，同
栗壳，研末，制丸服）；款冬花（治肺热虚劳咳嗽，连连不绝，款冬花为
温肺治嗽之最。倘若咳嗽带血，同百合，制丸食）；仙灵脾（治疗气虚咳嗽，
同五味子、覆盆子，研末，制丸食）；核桃（治久咳不止，同人参、杏仁，
制丸，久食）；鳖（治阴虚内热咳嗽，同柴胡，水煎服）；黄明胶（治久咳，

同人参末，同服，豉汤送下）。

以上（7）（8）（9）（10）4条诸药，煎剂用量，6～12克；丸、散剂用量，3～6克。

2. 非药物疗法

（1）灸法：详见本章中的"慢性气管炎"。

（2）拔火罐：在前胸及后背脊柱两侧拔火罐。

（3）拍胸、拍背法：见慢性气管炎节。

（4）刮痧：用特制器具刮痧，或用手指揪、捋、掐、挤等手法刮痧。把前胸与后背（脊柱两侧）皮肤刮至深红色，对风寒、风热、风燥咳嗽有特效，对其他咳嗽效果也好。

3. 西医疗法简介

（1）消炎：如胸痛、咽痛、呕血、咳浓痰，也可以用消炎药。

青霉素与链霉素合用。青霉素每日用180万单位，重者，每日可用800万～1200万单位；链霉素每次0.5克，每日2次，肌内注射。轻者，服复方磺胺甲噁唑与阿莫西林即可。复方磺胺甲噁唑：口服，首次2克，以后12小时1克；阿莫西林：口服，每次0.3～0.6克，每日3次。

（2）止咳：复方甘草片，口服，每次2片，每日3次。

（3）祛痰：10%～20%乙酰半胱氨酸溶液1～3毫升，喷雾吸入；氯化铵，口服，每次0.3～0.6克，每日3次。

（4）止喘：可用氨茶碱、麻黄碱、沙丁胺醇。氨茶碱，口服，每次0.1～0.2克，每日3次；麻黄碱，口服，每次25毫克，每日3次。

4. 营养与饮食疗法

（1）风寒性咳嗽：要吃偏温性食物，如姜、葱、蒜等热性食物。

（2）风热咳嗽：要吃偏凉性食物，如小米、绿豆、蒲公英、紫花菜、百合、黄瓜、梨、柿、橘子、海蛤等。

5. 禁忌与注意事项

（1）痰多：不可使用强力止咳药，应当先祛痰后止咳。

（2）风热与肺热咳嗽：不可吃一切有辣味的食物，甚至连牛肉、羊肉，鸡肉、狗肉、鱼肉都不要吃。

（3）风寒咳嗽初期：不可吃一切寒凉食物，如冰及冰制品、冰箱内饮料及食物；不可生吃梨、香蕉、苹果、黄瓜、西瓜、鲜枣、冷饮等各种寒凉类水果及饮料。

二、慢性气管炎

（一）疾病特点简介

慢性气管炎，是指气管、支气管黏膜及周围组织慢性非细菌性炎症。起初病情较轻，只是咳嗽，咳白色泡沫状痰，不易咳出；有继发细菌感染时，便会高热、寒战，咳嗽加剧，黏痰增多，为黄色脓痰；病情加重时，会出现呼吸困难。随着病情进展，会合并气管扩张、肺气肿、肺心病，咳嗽呈长期反复、渐渐加重的趋势。应到及时到医院检查排除其他疾病。

（二）治疗

1. 历代自疗简便名方

（1）治疗咳嗽有脓血痰

①蛤蚧、阿胶、鹿角胶、羚角各6克，加水1500毫升，煮剩250毫升时，滤出药汁，不时仰卧吃一点，每日1剂（《本草纲目》）。

②贝母粉10克，加粳米100克，冰糖少量，煮成粥，趁热食用，连用3～6日；症状减轻后，把1个鸭梨切成小块，加冰糖，蒸熟后，连梨带水一起服完，每日2次。主治慢性气管炎发作期的咳嗽（《本草纲目》）。

③黄芪60克，乌骨鸡1只，鸡切成小块，与黄芪共炖。可以加油、食盐，炖熟烂后分3日服食，10日吃1剂（夏天用此法，吃2个月，冬天不爱犯病，即使万一病了，也较轻）（《本草纲目》）。

④冬虫夏草15克，鸭子1只，放在一起炖熟食用，可以加食盐、油，每周吃1服。夏天吃1个月，冬天可以不易犯病（《本草纲目》）。

⑤蛤蚧粉2克，人参粉3克，糯米100克，混合熬粥，熬烂后，趁热服食，每日1次（《普济方》）。

⑥白果仁、甜杏仁各1份（约3克），核桃仁、花生仁各2份，都研成细末，鸡蛋1个，加大米60克，熬粥食用1个月（《本草纲目》）。

（2）治燥热咳嗽

①治疗气短咳嗽：用去核大枣，20枚，奶酥4两，微火同煎，待枣肉吃尽奶酥时，把枣收藏好。平时经常取药枣含食（《圣惠方》）。

②雪梨1个，川贝母10克，加猪肺炖汤食用（《本草纲目》）。

③雄黄15克，佛耳草15克，钟乳石15克。3种药混合研成粗末，放在容器里燃烧，借用纸筒吸药烟（《本草纲目》）。

④炙甘草90克，桔梗180克。二药混合研成细末，每次4克，用温开水送服，每日2次，治肺痈咳嗽（《钱乙直诀》）。

⑤人参细末60克，炙鹿角胶细末30克。二药混合，每次9克，用豆豉4克，薄荷4克，大葱9克煎汤送服，治肺虚日久咳嗽（《食疗本草》）。

⑥延胡索30克，枯矾7克。二药混合研成细末，每次服4克，1日2次，治老年咳嗽（《存仁堂方》）。

⑦紫菀30克，款冬花30克，百部15克。制成细末，每次服5克，用姜（3片）、乌梅（1个）煎汤送服，每日2次，治久咳不愈（《图经本草》）。

⑧葶苈子25克，洗去浮尘，煮20分钟，捞出炒干，奶酥30克，大枣9枚。3种药放入150毫升水中同煮，待奶酥尽化，水将干时捞出大枣，每日吃枣3个，治久咳不止（《孟诜必效方》）。

（3）治疗慢性气管炎，《本草纲目》还推荐如下治疗方法：防己（治疗慢性气管炎，咳血，防己、葶苈子，合制末，糯米汤送服）；芦苇根（治疗慢性气管炎，虚热，咳喘，无食欲，芦根、天冬、地骨皮、茯苓、橘皮、生姜，水煎服）；知母、黄芩（都有治疗慢性气管炎作用，水煎服）。

2. 非药物疗法

（1）拍打法：每天早晚用中等力度，分别拍前胸、后背400次。

（2）运动法：早晚各散步1小时，步子稍快。

（3）针灸：针刺肺俞、尺泽、太渊、丰隆、足三里、中脘穴。

3. 西医疗法简介

（1）用抗菌药：如青霉素、链霉素合用（青霉素80万～240万单位，每日2～3次；链霉素每次0.5克，每日2次），肌内注射。

（2）痰稠黏难吐：用10%～20%乙酰半胱氨酸溶液1～3毫升喷雾吸入，每日1次。

（3）干咳不止：复方甘草片口服，每次1～2片，每日3次。

（4）呼吸困难：用氨茶碱、麻黄碱等。每次0.1～0.2克，每日3次。

4. 营养与饮食疗法

在发作期间，饮食以偏凉性为宜，给予高蛋白与高维生素饮食。补充钾、锌、钠等元素，天然食品中含钾多；动物肉及谷类含锌多。

5. 禁忌与注意事项

不吃辣味食品，戒烟酒；锻炼身体，增强抗病力；预防感冒，因为感冒1次，病情加重1分。

三、急性上呼吸道感染

（一）疾病特点简介

　　急性上呼吸道感染是被细菌或病毒感染引起的疾病。中医学叫伤风。主要特征为：鼻咽及大中气管黏膜重度充血，是病毒感染所致。起病急，起初有鼻、咽黏膜发痒和灼热感，打喷嚏、流清涕或鼻道堵塞，2～3日后，鼻涕变稠，并有咽痛及咳嗽，咽喉疼痛重，声音嘶哑，伴有轻度发热。合并呼吸道细菌感染时，扁桃体肿大，咳浓黄痰和发热。

（二）治疗

1. 历代自疗简便名方

　　（1）黄芩36克，用水煮40分钟，去渣，滤出汁，分2次服（早晚各1次）。适用于病毒感染（《本草纲目》）。

　　（2）可用中成药银翘解毒丸，早晚各服1次（《本草纲目》）。

　　（3）百沸汤（把水煮沸几十次）尽量多饮，要温饮，（《本草纲目》）。

　　（4）生姜10克，小蒜（小根菜）30克，葱白30克，红茶3克，加水煮10分钟，热服药汁，使发汗。主治风寒感冒（《本草纲目》）。

　　（5）麻黄6克，加水300毫升煎煮，煮剩120毫升时滗出药汁，趁热顿服，捂被发汗，汗出病轻，1天2次，治风寒咳嗽（《神农本草经》）。

　　（6）马兜铃9克，加水150毫升煎煮，煮剩90毫升时滗出药汁，分2次，当天服完。忌吃辛辣食物，治肺热咳嗽（《元素方》）。

（7）干灯笼草 90 克，制成细面，每次 5 克，用凉开水送服，每日 2 次，治咳嗽咽痛（《本草纲目》）。

（8）鲜牛蒡根 10 克，加水 120 毫升煎煮，煮剩 70 毫升时滗出药汁，分 2 次服，早晚饭前各 1 次，治风寒伤肺咳嗽（《圣惠方》）。

2. 非药物疗法

（1）拔火罐（没有罐子，可以用罐头瓶子）：用于全身不适、头痛、发热的患者。头痛，用小罐拔双太阳穴及眉弓上；咳嗽、胸痛，拔前胸后背，以拔至皮肤呈紫红色为止。

（2）针灸：对于有胸痛、白痰、无汗特征者，可针大椎、风池、合谷、肺俞、膻中、尺泽、中府、列缺、风府、外关穴；咳嗽、气促、发热、黄痰者，针太渊、足三里、肺俞、尺泽等穴。

（3）刮痧：用刮、掐、揪、挤等方法把皮肤刮成深红色。头痛者，在太阳穴刮痧；喉痛者，在喉骨两侧刮痧；胸痛发热、脓痰者，在前胸及后背刮痧，效果较快。

（4）物理降温：高热时，可以用热酒精或高度白酒擦身，对无热、怕冷、心跳缓慢的人严禁用此方法。

3. 西医疗法简介

（1）有发热患者需卧床休息。

（2）体温太高，可以服用阿司匹林、对乙酰氨基酚。对于不出汗者，可以用这些药发汗，但不可出汗过多，以免伤津而使抗病能力下降。阿司匹林每次 0.3 ~ 0.6 克，每日 3 次；对乙酰氨基酚每次 0.25 ~ 0.5 克。

（3）对于流涕与打喷嚏的患者，可服氯苯那敏，每次 2 ~ 4 毫克，每日 3 次。

（4）咳嗽：喷托维林口服，每次 25 毫克，每日 3 次。

（5）病毒感染：可以用抗病毒药，如金刚烷胺口服，每次 0.1 克，每日 2 次。

（6）确诊有合并感染者，可用青霉素与链霉素合用。青霉素每次 80

万单位，每日 2 ~ 3 次，肌内注射；链霉素每次 0.5 克，每日 2 次，肌内注射。

4. 禁忌与注意事项

（1）确诊是合并感染，就要禁止吃辣味食物。

（2）有汗者，不可再发汗，已发过汗者，一般不宜再发汗。

（3）对于全身偏冷，体温不高，血压偏低，脉搏不足 60 次的患者，不宜吃一切寒凉类食物，禁止吃冰及冰制品，以及寒凉性水果和罐头；不准吃梨、菠萝、香蕉、黄瓜、西瓜、鲜枣、苹果、橘子；不准吃冷饮、冷食。但是，一旦确诊为合并细菌感染后，上述东西，就可以吃了，而且还对治疗有辅助作用。

第十章

皮肤科疾病

一、脱发

（一）疾病特点简介

　　脱发，大致有斑秃、早秃、脂溢脱发等几种情况。斑秃是局限斑状脱发，绝大部分都能自愈；早秃常发生于青壮年及脑力劳动人群，脱发多伴头痒，一般多是从前额向上脱发；脂溢性脱发也发生于青壮年，头皮油腻、发亮或有大量头屑，自觉发痒，有从前额开始脱发的，也有从两侧开始脱发的。

（二）治疗

1. 历代自疗简便名方

　　（1）喝咖啡有防治脱发作用（《现代偏方》）。

　　（2）土豆汁和芦荟汁各2匙，蜂蜜20克，混合后，涂在脱发处，2小时后洗去，每日1次。治早脱发（《本草纲目》）。

　　（3）榧子（一种常绿乔木的种子）3个，核桃（剥仁）2个，侧柏叶30克。把它们捣碎后，用雪水浸泡起来，每天用此水梳发，治好之后"发永不落，且润也"（《圣惠方》）。

　　（4）白灰1.5千克。用水稀释搅匀之后，用锅把水烧干，把灰炒焦，再用酒1500毫升浸泡，每天饮酒100毫升，令人感到微醉，治好后不再脱发，并伴有新发再生（《千金方》）。

　　（5）红花60克，干姜90克，当归100克，赤芍100克，生地黄100克，侧柏叶 100 克。加 75% 的酒精 3000 毫升，封闭浸泡 10 日，每日用此酒涂在脱发处，每日 3 ~ 4 次。"治愈率 80%"（《中国中医秘方大全》）。

（6）白醋 2 份，姜汁 1 份，混合在一起，每次洗完头，用此水涂在头皮上，既防脱发，又能生新发。

（7）铜绿粉 30 克，猪油 50 克。用猪油把铜绿粉调成药膏，涂脱发皮肤上，每日 1 次（《普济方》）。

（8）治疗脱发，《本草纲目》还推荐如下治疗方法：半夏（眉发脱落，用鲜半夏的剖面，涂脱发皮肤）；骨补脂（治疗病后脱发，同野蔷薇枝，等量，煮汁，洗病处）；大麻子及叶（鲜大麻子、叶，榨汁，涂患处）；柏子末、辛夷末、松叶末（三者，浸油，涂脱发处，都有生发作用）；桑椹（泡水，用水涂，有促生毛发作用）；桑白皮（与柏叶，醋浸，用醋水洗发，发不脱落）；熊脂（涂，生发）；甜瓜叶榨汁（涂，长黑发）。

2. 非药物疗法

（1）梅花针治疗。用梅花针叩刺患处头皮至潮红或微出血为止，5 ~ 7 日 1 次，直到生发为止。适合一切脱发。对斑秃疗效最好。

（2）按摩。用白醋涂在头皮上，然后，顺时针按摩皮肤，每日 1 次，直至病好为止。

（3）用中性皂洗发，不用含碱肥皂洗发。

3. 西医疗法简介

（1）红外线治疗。

（2）可用胱氨酸以及糖皮质激素治疗。

4. 营养与饮食疗法

维生素 A、维生素 B_1、维生素 C、烟酸等缺乏时，皮肤都会发生不同程度的蜕变，因此有脱发病时，首先要补足以上营养。

维生素 A 在动物肝中、蛋类、乳制品中含量高；维生素 B_1 在谷物外皮、植物种子胚芽、酵母、豆类、瘦肉中含量多；维生素 C 在新鲜蔬菜及水果中含量多；烟酸在绿花椰菜、牛肉、乳酪、鸡蛋中含量多。

5. 禁忌与注意事项

（1）不可吃辣味食物。

（2）不要用碱性肥皂洗发。

二、足癣

（一）疾病特点简介

　　足癣俗称脚气，中医学叫湿气。在夏季穿胶鞋、不透气的皮鞋、塑料鞋等，都容易患此病。这种病由真菌感染引起。热与湿的环境真菌最容易繁殖，其中脱屑型者，鳞屑不断发生于脚掌与脚背或脚趾之间；水疱型最初红痒，继而起水疱，特别痒。如果不合并细菌感染，几天后，水疱破、结痂，就好了；若合并感染，就会红肿溃烂，并且还可能向上蔓延。

（二）治疗

1. 历代自疗简便名方

　　（1）用鸡蛋壳的大块内膜贴 12 小时，连续贴 2 ~ 3 次就能痊愈。

　　（2）白鲜皮（八股牛、臭根皮）若干，捣碎，用白醋浸泡（药平醋面）8 小时后，用此药醋涂足癣，连续涂几次就好了。

　　（3）半边莲 60 克，煮汤凉后，浸泡病脚 15 分钟（《本草纲目》）。

　　（4）干燥型足癣用雄黄膏（由雄黄 30 克，氧化锌 30 克，凡士林 250 克制成）。

　　（5）白及研成细末，用凉开水调成糊，塞入开裂缝隙里。治疗期间，不要着水。主治干裂型足癣（《济急方》）。

　　（6）把冬青烧成灰，用凡士林或护肤膏调成 10% 软膏，抹入裂口中。

治干燥型足癣（《本草纲目》）。

（7）滑石 30 克，煅石膏 30 克，枯矾 6 克，3 种药混合制成细面，干撒在糜烂的趾缝间，治脚趾间糜烂（《集简方》）。

（8）治足癣，《本草纲目》还推荐如下治疗方法：艾叶（烧灰，醋调，涂病处）；银杏（嚼成烂泥，涂）；柳絮（煮汁，洗脚）；鲜木槿皮（用醋浸后，搽病处）；明矾（制末，石榴皮，蘸矾末，擦病处）；石灰水（涂）；五倍子（同枯矾，制末，涂）。

2. 非药物疗法

（1）夏天，洗刷鞋垫，晒干后，再用白醋把鞋垫浸湿，鞋里边也用白醋浸湿。这样处理，鞋内及鞋垫上的真菌就基本被浓醋杀死，再穿此鞋，就不容易发生足癣了。

（2）每晚用凉水浸泡脚 15 分钟。

（3）夏天要穿透气的凉鞋或布鞋。

（4）在乡村工作最好穿草鞋。

3. 西医疗法简介

（1）水杨酸 1 克，用凡士林 100 克，制成软膏，直接涂患处。

（2）新脚气水疗效极好。

（3）1% ~ 3% 克霉唑霜，直接涂患处，有轻度刺激感。

（4）咪康唑霜剂（有 15 克与 30 克两种包装），直接涂足癣处。

（5）联苯苄唑霜剂直接涂足癣处。

（6）脚气霜（十一烯酸），有 0.1% 溶剂，也有 5% 膏剂。用于足癣破裂处，有短时刺激感。

4. 禁忌与注意事项

（1）夏天不穿胶鞋、不透气的鞋和厚鞋。

（2）发病时尽量不要用指甲搔痒，以免合并细菌感染，痒重难忍，可以涂醋。

三、颜面黑斑

（一）疾病特点简介

这是一种以发于面部为主的色素沉着性疾病。黑斑为暗褐色、黄褐色或深咖啡色等，不突出，无结节，多对称，多发于两腮，也可以累及前额、眉弓、颧部、唇周等部位，形状大小不一。多发于女性青春期或妊娠期。

（二）治疗

1. 历代自疗简便名方

（1）把柿子叶研成极细末，取柿叶末30克，加凡士林90克，调成软膏，每天用此膏擦斑3～4次。总有效率为99%（《中国中医秘方大全》）。

（2）葳蕤与铃铛菜各等量，研成粗末，用60度白酒浸泡酒量要刚好没过药，每日早晚各喝药酒30毫升（《神农本草经》）。

（3）苍耳叶焙黄研成细末，早晚饭后用米汤各送服3克（《摘玄方》）。

（4）益母草茎1000克，加水4000毫升，用小火煮3小时。滤出药汁，继续用火煮熬，一直熬成膏，用此膏天天擦脸。不但去斑，还会使皮肤更加细嫩（《闺阁事宜方》）。

（5）新采大黄根12克榨汁，穿山甲10片（烧焦后制成细面），川椒细面15克，鲜姜汁12毫升。以上4种药混合后，用布包起来擦脸，效果好（《陆氏积德堂》）。

（6）榨取银杏汁涂面，不仅去斑，并使皮肤细腻（《本草纲目》）。

（7）用青草叶划破黑痣，把铜绿细面撒到创面上，治疗面部黑痣（《圣济录》）。

（8）治疗面部黑斑，《本草纲目》还推荐如下治疗方法：葳蕤（久服，使人好颜色）；天冬（同蜜捣成泥状，制丸食；每次吃 5 克）；益母草（煅后，研末，水调，涂面）；香菜（榨汁，涂面）；半夏（治面上黑斑，焙后，研末，醋调涂）。

2. 非药物疗法

（1）能保持良好的精神状态，可以使皮肤健康，色泽细嫩，色素代谢正常，色泽均匀。

（2）每天早晚干洗脸各 200 次。干洗脸时要心平气和，心无杂念，洗脸的手向上、向外上方搓揉。每天坚持不懈，有斑去斑，无斑可使皮肤细腻。

3. 西医疗法简介

（1）用激素治疗，需在医生指导下进行。

（2）保持心情乐观愉快。

4. 营养与饮食疗法

（1）维生素 A、维生素 B_2、维生素 E、生物素、烟酸等对此病都有治疗作用，可以经常口服。

（2）多吃白柿子，有去斑作用。

5. 禁忌与注意事项

（1）减少阳光直接照射。

（2）忌生气和忧愁。

四、体癣

（一）疾病特点简介

　　体癣病因是真菌感染。好发于男性，多发于夏天，冬天多康复。癣疮是单个或多个针头大小的红疹，突出表皮，或是水疱，逐渐形成边界清楚的斑片，表面有细小的鳞屑，随着皮损向外扩展，中央逐渐消退，呈环状，其边缘形成许多丘疹、水疱和鳞屑，水疱大小0.5～5厘米，有瘙痒感，常在多汗、潮湿和经常摩擦的部位出现，特别是腰部、颈部和腋窝。

（二）治疗

1. 历代自疗简便名方

　　（1）苦楝皮20克，雄黄5克，白矾5克，凡士林70克。前3味药制成细末（最好过罗），然后用凡士林调合成软膏，每日用此药膏涂病处2～3次（《本草纲目》）。

　　（2）艾叶，放在大口缸或罐中点燃，用烟熏癣，每日1次（《甄权方》）。

　　（3）用柳叶煮浓水洗癣，每日1次（《肘后方》）。

　　（4）硫磺、艾叶各等量，研成细末，用棉花裹起来，点燃熏癣，每日1次（《孙氏集效方》）。

　　（5）新鲜酸浆（酸浆草），捣烂成泥，用其直接擦癣，每日1次（《永类方》）。

　　（6）巴豆仁3个，捣烂成泥，用绢纱包裹，每天用它擦癣，每日数次（《碑以正经验方》）。

（7）炒五倍子 100 克，枯矾（炒熟的矾）50 克，硫磺 15 克。用火把这 3 种药焙炒冒烟，凉后研成细末，用香油调涂癣上，每日 1 次（《明清太医院》）。

（8）治疗体癣，《本草纲目》还推荐如下医疗方法：巴豆（直接用剖面擦体癣）；楮叶（用新鲜楮叶擦体癣）；矾红（同螺蛳、槿皮，捣烂，擦体癣）；五倍子（治一切癣疮：同枯矾，制末涂）。

2. 西医疗法简介

（1）0.1％维 A 酸（维特明霜）霜剂，涂于洗净癣的部位。

（2）1％～3％克霉唑霜剂涂癣上。

（3）咪康唑（达克宁）眼膏对眼睛的真菌感染有效。

（4）脚气灵软膏涂病处。

（5）灰黄霉素片每日 0.5～0.6 克，分 2～3 次服。

3. 营养与饮食疗法

维生素 A、维生素 B_6、维生素 C、烟酸等，对此病都有辅助的治疗作用，可以直接口服。

五、痱子

（一）疾病特点简介

此病是因夏天湿热，汗液排泄不畅所致。多见于气温在30℃以上的天气。发病时，在汗孔处，发生针头大小红色丘疹，很快就变成了小水疱，并且连片，痒痛，好发于腹、胸、臂、背、颈、腋窝及腹股沟等处。

（二）治疗

1. 历代自疗简便名方

（1）滑石200克，甘草30克，混合研成极细末，直接撒涂痱子上，每日1次（《本草纲目》）。

（2）炉甘石、滑石各等份，混合研成细末，用凡士林把两种药末调成药膏，涂病处，每日1次（《震享方》）。

（3）明矾10克，氯苯那敏12毫克，共研成极细末，用甘油调成油膏，涂病处，每日1次。

（4）苍耳子（狗耳朵草）的花、子、叶各等份晒干，研成细末，每次用酒送服6克，同时每日吃炒黑大豆60克（《时珍方》）。

（5）蛇床子300克，用水煮40分钟，滤出药汁；再用慢火，把药熬成膏，用蓖麻子油调成油膏，涂痱子上。

（6）升麻粉、菟丝子叶、绿豆粉面、枣叶粉、葛根粉、冬霜水、冬雪水用于痱子都有治疗作用。

（7）升麻 20 克，加水 400 毫升煎煮，煮剩 200 毫升时滤出药汁，饮 100 毫升；用另 100 毫升洗痱子，治热毒痱子（《千金方》）。

（8）治疗痱子，《本草纲目》还推荐如下治疗方法：黑芝麻（生爵烂泥状，涂病处）；丝瓜皮（焙黄，研末，用白酒调涂）。

2. 西医疗法简介

（1）氢化可的松膏涂痱子，常常是涂 1 次，1 周不犯病。

（2）氯苯那敏口服，每次 2 ~ 4 毫克。

（3）地塞米松口服，每次 2 毫克，每日 2 次。

（4）去炎松霜涂 1 次，1 周不再发病。

3. 营养与饮食疗法

（1）口服维生素 C、维生素 A 和钙。维生素 C，每日 400 ~ 600 毫克。

（2）宜清淡饮食，如小米、荞麦、芹菜、菠菜、茄子、土豆、乳制品、豆制品，也可以吃鸡蛋及木耳、蘑菇等。

4. 禁忌与注意事项

（1）忌吃辣味食品；忌酒。

（2）衣服要透气性好一些。

六、扁平疣

（一）疾病特点简介

　　扁平疣是由乳头瘤病毒引发的赘生物，多发于面部、手背和前臂，散聚不一，稍高于皮肤，顶部平滑，小自绿豆，大到玉米粒大，颜色呈深褐色或同皮肤一色。不痛，有时微痒，病呈慢性，极少自行消失。民间叫扁瘊。

（二）治疗

1. 历代自疗简便名方

　　（1）用消毒的针将扁平疣顶挑破，把捣碎的鸦胆子仁敷上，包扎固定好。

　　（2）用艾火灸3炷就可以除去赘疣（《圣惠方》）。

　　（3）用醋把天南星细面调和成糊，涂在疣上，包扎固定（《本草纲目》）。

　　（4）用猪胰脏反复摩擦扁平疣，直至摩擦出血津少许，对治疗扁平疣有效（《千金方》）。

　　（5）把姜切成片，用醋浸泡1周，用此姜片反复摩擦疣体，直至发红，每日2次，直至痊愈。

　　（6）地肤子30克，白矾30克，2药加水180毫升煎煮，煮剩90毫升时滗出药汁，用其洗扁平疣，每日数次。

　　（7）白米30克，炒微黄，趁热制成细面，用唾液醮药面涂扁平疣上，每日 2 ~ 3 次。

（8）治疗扁平疣，《本草纲目》还推荐如下治疗方法：地肤子（同白矾煮浓汁，洗疣）；李子仁（同鸡蛋清，制成糊状，涂）；硫磺（硫磺末，卷在纸卷内，点燃纸卷，焠疣）；鸡蛋清（醋泡蛋清，涂疣）；人唾（频频涂疣）；其他如藜芦灰、青蒿灰、麻秸灰、麦秆灰、荞麦秸灰、豆秸灰、灰蘿灰、冬瓜藤烧灰等，淋出的水，点疣，都有治疗疣的作用。

2. 非药物疗法

（1）风热型疣，针刺曲池、合谷、足三里、血海穴及疣周围。

（2）精神抑郁型，针刺至阴、侠溪、支正、血海穴及疣四周。

3. 西医疗法简介

（1）直接用铋制剂，注射到疣体内。

（2）25%的疣敌（鬼臼毒素，疣脱欣）酊剂治疗扁平疣。先将疣用皂水洗净，然后将此药涂上，连用 3 日后停药观察，4 日为 1 个疗程，总计不超过 3 个疗程。

4. 禁忌与注意事项

不要无目的地抠、搔、刮、挤，以防疣向其他处扩散或感染。

七、寻常疣（瘊子）

（一）疾病特点简介

寻常疣俗称瘊子，是由乳头瘤病毒感染所致的皮肤赘生物。起初，仅是针鼻大小的丘疹，以后逐渐增大到豌豆大，或更大，圆形或多角形，表面粗糙，比较硬，灰色或污褐色，呈乳头状增生，拔出角质刺时，容易出血，数目不等，好发于手背、手指、足缘。半数以上可能在2年左右自行消失，故又俗称千日疮。

发生在手指与脚趾上，俗称鸡眼，或叫脚垫子。

（二）治疗

1. 历代自疗简便名方

（1）鸦胆子仁1份，血竭1份，生石灰2份。将3味药混合捣碎烂成糊，装在干净瓶中备用。治病时，将此糊涂在疣上，用手指反复揉搓和旋转，加一定力度，1～2分钟内，就能使疣脱落；然后用消毒布块压迫止血，再加以包扎固定即可（《中国中医秘方大全》）。

（2）新鲜鸡蛋（或鸭蛋）7个，煮熟（或蒸熟）后剥去外壳，每只蛋切成4块，用醋200毫升，浸泡2～6个小时后分几次吃完。忌盐、酱油及碱性食物。若一次未好，隔一个月再吃一次（《中国中医秘方大全》）。

（3）大戟、甘遂细末各等量，卷在纸内，点燃纸卷把疣烧焦（《本草纲目》）。

（4）用20%的白灰膏腐蚀疣体，边腐蚀，边把已被腐蚀的部分清除掉，直至除根（《集玄方》）。

（5）用花蜘蛛的网丝，缠住疣的根部，要缠紧，5～6日后，因疣体缺血而脱落。其间可有些疼痛，但可以忍受，不要半途而废（《简便方》）。

（6）用头发把疣根扎紧，使其缺血，也能把疣勒下来（《简便方》）。

（7）白灰15克，放在高度白酒30毫升中浸泡7日后，滤出白酒，用此酒滴疣体，待其自行脱落（《普济方》）。

（8）桑木烧灰100克，加水250毫升浸泡一宿滤出灰水，再把灰水熬成稠糊备用。治疣时，用针把疣头挑破，把灰膏涂在疣上（《皆效方》）。

2．非药物疗法

（1）用灸法：点燃艾炷，放在疣上灸3炷，就可以把疣灸下来。

（2）针刺：参见本章中扁平疣的"非药物疗法"。

3．西医疗法简介

手术，或用液氮冷冻法，或用激光切除。

4．禁忌与注意事项

自己不要乱刮、乱切，以免病毒转移到其他部位而另结疣。

八、湿疹

（一）疾病特点简介

湿疹是一种常见的皮肤病。主要特征为红色丘疹，形状多样，易渗出、病程长、好复发；红斑发生后，相继出现散在和密集的丘疹，或小水疱；搔抓或摩擦，疱破便形成糜烂，渗出或溃疡；经过治疗，病灶变干燥，结痂，生鳞屑，而进入亚急性期。慢性湿疹常局限于某一部位，经久不愈。表现为皮肤增厚，皮纹加深，色素沉着，自觉很痒。

（二）治疗

1. 历代自疗简便名方

（1）炉甘石研成极细末，用氢化可的松软膏调成膏，用此膏薄薄地涂在病灶上。在涂药前，用温水把病处洗干净。涂药不久，就不再有渗出了，一般 2～3 日就基本痊愈。阴囊湿疹，每日 1 次，洗后涂药。

（2）开花的桑树枝，每次 60 克，用水煮，饮药汁，每日 2 次（《本草纲目》）。

（3）核桃仁熬油涂患处（《时珍方》）。

（4）用蒲黄细粉扑湿疹（《本草纲目》）。

（5）苦参 60 克，黄柏 30 克，金银花 30 克，蛇麻子 15 克。上药用水煮 40 分钟时，滗出药汁，分 2 次服；也可以用此药汁洗（《中国中医秘方大全》)。

（6）炉甘石15克，蚌粉15克，2药混合，制成细面，用此药面直接扑到阴囊湿疹上，治阴囊湿疹（《直指方》）。

（7）枯矾30克，制成细面，直接扑湿疹，治阴囊湿疹（《御药院方》）。

（8）治疗湿疹，《本草纲目》还推荐如下疗法：红土（红色土，1钱，酒送服）；白僵蚕（制末，2钱，米酒送服）；白芷（煮汁涂）；白矾（溶于水，涂）；枳壳（制碎，炒黄，装入白布袋，热熨）；死蚕（煮汁涂）；鳝鱼血涂。

2. 非药物疗法

针刺风池、曲池、行间、血海等穴。

3. 西医疗法简介

（1）先把溃疡用温开水洗净，然后涂上氢化可的松膏。

（2）赛庚啶口服，每次4毫克，每日3次。

（3）发生红肿时需同时用抗生素，如青霉素每次80万单位，每日2次，肌内注射；红霉素口服，每次0.5克，每日3～4次。

4. 营养与饮食疗法

（1）口服维生素 B_2、维生素 C 与钙。

（2）饮食要清淡一些，如小米、荞麦面、晚稻米、奶类、豆类、蛋类食品。

（3）生物素有减轻湿疹症状作用，牛肉、蛋、大豆中生物素含量较多。

5. 禁忌与注意事项

（1）不要吃辣味食物。

（2）可用温水洗患处，但绝不可用热水烫洗。

（3）不要用手搔抓。

九、秃疮（头癣）

（一）疾病特点简介

本病有传染性，常常通过帽子、剃剪头发工具传染。多发生于青少年人群中，主要表现为：初始头发有白色脱屑，大小不一，日久，扩大成片，受损部位毛发干枯，容易折断，自觉瘙痒，病程很长。大多数可以自行痊愈，并且不留后遗症。但是，一旦合并细菌感染，头发永不再生。此病由真菌感染所致。

（二）治疗

1. 历代自疗简便名方

（1）外涂一扫光。用药方法如下：用药前，先将病处头发完全剪掉，用温醋水把病处洗涤干净。用药 1 周后，把患处头发完全拔去。病处清理完后，开始用一扫光，涂药愈薄愈好，要涂匀，每日 1 次，用药 3 ~ 4 周后痊愈。

注：一扫光制法：苦参、黄柏各 500 克，烟胶 500 克，枯矾、木鳖、大枫子肉、蛇床子、蜀椒、樟脑、硫磺、明矾、水银、轻粉各 30 克，白砒 15 克。以上药研成极细末，用熟猪油 2500 克化开，加入药末中，搅匀后，做成龙眼大的药丸，用瓷器贮藏起来备用。一般药店多有成药销售。

（2）木炭烧红后，投入水中，用此水洗癣疮（《本草纲目》）。

（3）天天吃桑葚 60 克，治赤秃；同时用桑树枝煮水洗病处（《本草纲目》）。

（4）皂矾 10 克，楝树子 10 克，二药混合制成细面，用此药面涂搽秃疮（《普济方》）。

（5）百草霜（柴灶锅底灰）12 克，用猪油 20 克调成药膏，用其涂搽秃疮。用药前，需用食醋洗净疮面，然后上药，治秃疮（《简便方》）。

（6）贯众 30 克，白芷 30 克，二药混合制成细面，用香油把药面调成糊，用此药糊涂秃疮，治秃疮。

（7）治小儿白秃方：紫草 100 克，加水 600 毫升煎煮，煮剩 300 毫升时滗出药汁，用此药水天天洗疮（《肘后方》）。

（8）治疗秃疮，《本草纲目》还推荐如下治疗方法：羊屎（煎水，洗疮）；马蹄根（鲜者，直接用其擦疮）；桃花末（醋调，外敷）；樟脑（同花椒，脂麻制糊，外涂）；楸树叶（与椿树叶、桃树叶，捣制成糊状外敷）；马蹄（烧灰，醋调，外敷）；鲫鱼烧灰（与雄黄末，酱汁，调和涂）；马齿苋（烧灰，醋调，涂）。

2. 西医疗法简介

（1）口服灰黄霉素，每次 0.2 克，每日 3 ~ 4 次，1 个疗程 4 ~ 6 周。

（2）用灰黄霉素软膏涂病处。

（3）米康唑霜涂病处。

（4）克霉唑软膏涂病处。

3. 营养与饮食疗法

（1）维生素 A、维生素 B_2、维生素 C、生物素等有辅助治疗作用。

（2）饮食要清淡一些。

4. 禁忌与注意事项

（1）忌吃辣味食物。

（2）忌用热水烫洗。

（3）少戴帽子捂着。

（4）不要用手搔抓。

十、臁疮（小腿溃疡）

（一）疾病特点简介

小腿溃疡，俗称"老烂腿"又叫臁疮腿。患这种病的人，多数都有长期站立工作的历史，患肢多为静脉曲张者，溃疡多发生于小腿下 1/3 处及踝骨上部的内外侧，以内侧为多。溃疡经久不愈，疮口凹陷，边缘如缸唇，疮面的肉色呈灰白色，流灰黑或带绿色的脓。疮面一旦被损伤，容易出血。溃疡周围皮肤色素沉着，常伴有湿疹或皮炎，经常反复发作，发作时痒痛、红肿。如果疮面变红并且脓水变稠的时候，这是将要收口的征兆；如果疮面灰暗，渗出来的是稀水，就很难好。有些病例多年不好。

（二）治疗

1. 历代自疗简便名方

（1）把 10 个鸡蛋的蛋黄，用慢火煎出蛋黄油；再用一些纱布块，放入蛋黄油中，把蛋黄油完全揾在纱布上，放在消毒的瓶中备用。先把疮口消毒，然后把蛋黄油纱布敷在疮上，用消毒纱布盖好，包扎固定好（《中国中医秘方大全》）。

（2）青黛 30 克，石膏 120 克，滑石 120 克，黄柏 60 克，以上 4 种药混合后研成细面，用香油调和涂在疮面上。主治初起的溃疡（《肘后方》）。

（3）熟石膏 27 克，升药（又名三仙丹，即粗制氧化汞）3 克。共研成细末，敷到疮口上，外盖无菌纱布，包扎固定好。主治小腿溃疡后期病。

（4）地下挖出的白土，热炒，用香油调成糊，外敷疮口上（《本草纲目》）。

（5）马齿苋，晒干，研成细面，用蜜调成稀糊，外敷疮口上(《集玄方》)。

（6）蛋壳内膜疗法。把鸡蛋洗净，打破一头，用消毒的无齿镊子，将蛋壳里面的薄膜取出来，根据疮面的大小，立即敷在疮上；如果疮面大，为了能使渗出物流出来，可以在膜上剪几个小洞（《中国中医秘方大全》）。

（7）铜绿 2 克，黄蜡 30 克，二药放在锅里用火熬成药液，用厚纸（或白布）醮药液贴到疮面上。药液不可太热以免烫伤；若用药后向外流水，效果会更好（《笔峰杂兴》）。

（8）治疗臁疮，《本草纲目》还推荐如下疗法：覆盆叶（煮汁，洗疮）；柿（同柿蒂，烧灰，醋调，外涂）；桐油（天天涂疮）；密陀僧（研末，同香油调和，外涂）；旧建筑白灰（与桐油调和，外涂）；马颊骨（烧成灰，酒调涂）；牛蹄甲烧灰（同发灰、轻粉、黄蜡、京墨块，制末，制膏，外贴）；马齿苋（同葱白、旧石灰，捣烂成团，阴干后，研成末，外敷疮处）。

2. 西医疗法简介

（1）找出感染微生物种类，用抗生素治疗。

（2）扩创手术。

3. 营养与饮食疗法

（1）饮食加强营养。

（2）维生素 B_6、生物素与镁等对此病都有一定治疗作用。维生素 B_6，生物素，在蛋、豆、肉、奶中含量较多；镁在肉类、酵母、各种种子中含量多。

（3）虾与糯米做饭，有治小腿溃疡作用。

（4）每天食用两顿薏苡仁粥，有促进此病康复作用。

4. 禁忌与注意事项

（1）本病容易复发，可用弹力厚袜保护以免受伤再次复发。

（2）不吃辣味食物。

（3）病期，每天用消毒类液体洗涤以免合并感染。

十一、手足鸡眼

1. 历代自疗简便名方

（1）把炒煳的盐敷在鸡眼上，并同时把唾液涂在盐里；反复多次（《肘后方》）。

（2）地骨皮、红花各等量，研成细末，敷在鸡眼上（《本草纲目》）。

（3）先把鸡眼泡软，用刀片削去硬壳；再把绊疮膏中间剪个洞，贴在鸡眼上，使鸡眼从洞中露出来；然后，把千金散敷在鸡眼上，并用大块纱布敷盖。上药后 3～4 日即有灼痛感觉，6～7 日揭开，可能看到鸡眼与基底组织完全分开，病灶内有黄色腐蚀物皆清除出去。倘若重按不痛，就证明已经痊愈了；如果病灶仍然有压痛，说明仍未痊愈，还需要再治一次。

（4）苦参子、猪肉各等量捣烂，贴在鸡眼上，包扎固定好，约 7 日后鸡眼掉落。

（5）用火把蓖麻子壳烧焦，取出仁，按在鸡眼上，包扎固定好，每 3 日换 1 次，痊愈为止。

（6）用大葱的嫩心，贴在鸡眼上，加敷料固定好，第 2 天剪去已经软化的组织，每 2 日换药 1 次，直至痊愈为止。

（7）先用热水把鸡眼泡软，再用刀刮去上边的硬壳，然后把土豆块按在鸡眼上，包扎固定好，每晚换 1 次，直至痊愈。

（8）把茉莉花用嘴嚼烂，敷在鸡眼上，包扎固定好，5日换1次。

2. 西医疗法简介

（1）用液氮冷冻。

（2）外科切除。

（3）激光治疗。

十二、头风白屑（头皮脱白）

（一）疾病特点简介

此病好发生在头皮上，少数发生在面、颈及耳后，青年人多发此病。主要表现为头皮发生弥漫、均匀、干燥的白屑，在梳发搔抓时，头发易于脱落。头发掉后，部分还可长出来。有的头皮伴有丘疹，用手挠时，会有血渍或有渗出液，自觉发痒，不但脱屑还有脱发。

（二）治疗

1. 历代自疗简便名方

（1）在洗完头发后，再用15%白醋水洗1次，擦干即可，每3日洗1次，白屑就不再生了，头发也不会脱落了。

（2）藁本、白芷各等量，研制成细末，用此药末夜间擦头皮，早晨再把药末梳掉（《便民图经》）。

（3）新鲜王不留行（流行子、奶米、大麦牛）全草适量，煮水洗头（《圣惠方》）。

（4）藜芦（又叫旱葱、七厘丹、毒药草）细末用醋浸泡7日（药与醋液面平）后，用此醋擦全头皮，每日1次（《本草纲目》）。

（5）洋葱头洗干净捣烂，涂在头皮上，用布包扎。3日换1次，3～4

次后就不掉白屑了。

（6）王不留行 30 克，白芷 30 克，二药加水 500 毫升煎煮，煮剩 200 毫升时滗出药汁，睡前用此药汁涂头皮（《圣惠方》）。

（7）醋精 50 毫升，酒精 50 毫升，二药合在一起，每晚涂头皮一次。

2. 西医疗法简介

（1）用偏酸性去脂类洗发液。

（2）二硫化硒（希尔生、硫化硒）。用于治疗头皮屑过多症和脂溢性皮炎，先用二硫化硒 5～10 毫升涂头皮，然后用低温一点的水冲洗，每周 2 次，连用 2 周。

3. 饮食与营养疗法

（1）补充维生素 B_2、维生素 B_6、维生素 C 等，也可以多吃肝、豆制品、蛋黄、绿叶菜、谷类和新鲜水果。

（2）饮食宜清淡。

4. 禁忌与注意事项

（1）忌吃各种辣味食品，少吃鱼。

（2）不宜用碱性水洗头。

（3）少吃糖。

（4）避免用指甲抓痒。

十三、痤疮（粉刺）

（一）疾病特点简介

本病多发生在男女青春期。多发生于面部，肩背偶尔也能见到此病。起初为小丘疹或黑头丘疹，周围发红，用指挤压，可挤出白色条状软物，有时痤疮顶点上发生小脓疱，可发展成疖肿。病程很长，这里好了，那里又发生，30 岁左右常不疗自愈。

（二）治疗

1. 历代自疗简便名方

（1）硫磺、大黄各 10 克，共研成细末，再加入石灰水 130 毫升，充分搅拌，待澄清后，取中间清水，用它洗痤疮，每日涂洗 3 次。

（2）菟丝子苗榨汁，用此汁涂痤疮（《肘后方》）。

（3）丹参 30 克，人参 30 克，沙参 30 克，苦参 30 克。以上 4 种药混合制成面，与核桃仁 150 克放在一起捣成烂泥，制成梧桐子大药粒，每次服 30 粒，用茶水送服，每日 2 次。

（4）黑牵牛子（晒干）60 克，制成细面，首先用生姜汁涂痤疮，然后再用牵牛子面搽痤疮。

（5）治疗痤疮，《本草纲目》还推荐如下治疗方法：白牵牛子（治疗风刺粉滓：酒浸，晒干，制成末，水调涂疮）；白敛（同杏仁，研成末，涂病处）；胡麻（治粉刺：用黑芝麻油，涂）；桃花（去粉刺：桃花、冬瓜子仁，研碎，涂病灶）；橙核（晒干，研成粉末，加水调成糊，涂粉刺）。

2. 非药物疗法

（1）用肥皂水洗涤干净，每日2次。

（2）寻找发病因素，排除诱因后再配合治疗。

（3）针刺曲池、血海、三阴交、风池等穴及痤疮周围（以泻为主，以补为辅）。

3. 西医疗法简介

（1）用0.1%新霉素软膏涂痤疮。

（2）有感染时需用抗生素。如复方磺胺甲噁唑口服，首次2克，以后12小时1克。

（3）必麦森凝胶（红霉素3%，过氧化苯甲酸5%）每次在痤疮上轻轻涂上一层，每日早晚各1次。

（4）用5%～10%的软膏，涂在痤疮上。

4. 营养与饮食疗法

（1）补充维生素A、维生素B_6、维生素B_2。这些维生素对痤疮有辅助治疗作用。

（2）宜清淡饮食，可吃豆制品、乳制品、蛋类、偏凉类蔬菜。

（3）每天晚上嚼吃黑芝麻150克，有治痤疮作用。

5. 禁忌与注意事项

（1）忌吃辣椒、胡椒、姜、葱、韭菜、香菜、桃、杏、蒜薹、鱼，甚至要少吃牛肉、羊肉、鸡肉、狗肉。

（2）忌烟酒。

（3）少吃动物脂肪。

第十一章

儿科常见疾病

一、夜啼

（一）疾病特点简介

小儿夜里啼哭，又称夜啼症。西医学认为，小儿夜啼，大致有两种情况：一是非疾病性啼哭，另一种是疾病性啼哭。非疾病性啼哭有：情绪变化、饥饿、口渴、睡眠不足、断奶、过饱性腹胀、过冷、过热、尿布潮湿、衣服过紧、被褥过重、蚊虫叮咬等；因疾病导致夜啼，如腹痛、腹泻、头痛、中耳炎、发热、肤痒、营养不良等。缺钙、神经兴奋，也可能引发小儿夜啼。

中医学认为，能引起夜啼的情况主要有：心火、惊恐、受寒及母亲身有寒病，或穿衣、盖被、铺垫不合适，或因铺盖不当受凉（寒病夜间偏重），寒重腹痛而导致儿啼。小儿热症，常因孕妇在孕期多生气，平素又喜欢多吃香、燥、煎炸和辣味食物，热邪积郁体内。患儿在母体中已是偏热之身，出生后，仍然吃燥热的母乳。火气骚扰，致使病儿心神不定，心里烦躁、啼哭不止。另外，小儿发育不全，神经很脆弱，经不住各种响动的刺激，故夜啼。因此，新生儿的房间应忌响动。

（二）治疗

1. 历代自疗简便名方

（1）哭啼声音响亮，伴有手足躁动者，用蝉蜕4克，薄荷4克，加水煮30分钟，滤出药汁，分3～4次喂服，每日1剂；手脚热者，再加淡竹叶 10 克（《中国中医秘方大全》）。

（2）附子 2 克，用水煮 30 分钟，加适量红糖，平时当水饮。

（3）酸枣仁 4 克，乌梅 4 克，生大黄 2 克，用水煮 30 分钟，滤出药汁，分数次，当天服完。治惊哭。

（4）胎寒好哭，日夜不止，用当归焙干后，研成细末，每次 2 克，用温开水送服（《中国中医秘方大全》）。

（5）伏龙肝（柴灶内的土）2 克，朱砂（辰砂）0.3 克，麝香 0.1 克，混合研成细末，用奶水灌下去。治受惊、夜哭（《普惠方》）。

（6）如果因寒腹痛、腹泻，取老葱 2 根，姜 3 片，胡椒 7 粒，混合捣成糊，敷在肚脐上，很快能止泻、止痛。

（7）治小儿夜里啼哭症：黄芩 3 克，人参 3 克，二药混合制成细末，每次 1 克，用奶水送服，傍晚喂药（《普惠方》）。

（8）治疗小儿夜啼，《本草纲目》还推荐如下治疗方法：前胡（治疗小儿夜里啼哭，水煎，蜜水送服）；白花蛇眼（研碎，用竹沥灌入）；其他，如五倍子、牛蹄甲、马蹄、马骨等（各药都有治小儿夜哭作用，都可以制末，醋调，贴肚脐）。

2. 非药物疗法

当小儿啼哭时，要仔细全面地检查孩子。首先测体温，或用手摸一摸皮肤，然后看眼睛是否红，耳朵是否疼痛，口腔内是否有异常改变，颈部两侧是否有肿块（颈淋巴腺炎），是否咳嗽；看看颈、胸、腹、背、腿、头是否有丘疹，从上向下摸腹部，是否摸到某处哭得更厉害了；生殖器是否红肿，肛门有无病变。再看看衣服和被褥有无潮湿，是否有惊怕的眼神。如此基本可以找出孩子夜啼的原因。如找不出原因应尽快送医院诊治。

3. 营养与饮食疗法

（1）夜啼，因缺钙而哭的比例挺大，要口服维生素 D 与钙，或煮肝汤饮。

（2）缺维生素 B_2，会发生口角疱疹及糜烂，及时补充维生素 B_2，就解决问题了。

4. 禁忌与注意事项

（1）哺乳期的妈妈不要吃各种有辣味食物，不吃牛肉、羊肉、狗肉、鸡肉、桃、杏、鱼、荔枝、扁豆、蒜薹等热性食物。

（2）注意应少吃或不吃冰制品、冰箱藏品及茄子、土豆、香蕉、黄瓜、菠菜等凉性食物。

二、鹅口疮

（一）疾病特点简介

　　鹅口疮，中医学又叫雪口，民间叫马牙子。西医学认为由真菌感染所致，多发于新生儿以及营养不良、腹泻或长期使用抗生素的孩子。轻症，可见口腔黏膜上覆盖着白色、凝乳状、小尖或小斑片状物。随后逐渐融合成大片，不易擦去。倘若勉强擦去，基底部位可见潮红粗糙或轻微出血。轻者不影响吃奶，严重时，口腔会完全被白色膜覆盖，甚至白膜可能蔓延到咽喉、食管和气管，引起低热、拒食、吞咽困难等症状。倘若当地有白喉流行，一定要送医院治疗。

（二）治疗

1. 历代自疗简便名方

　　（1）冰片1.8克，硼砂1.8克，玄明粉1.5克。以上3种药共研成极细末，用蜂蜜把药面调成糊。用干净的棉棒（或煮过的白布）蘸药末涂擦疮面，每日5～6次（《中国中医秘方大全》）。

　　（2）红小豆细面，用醋调成糊状，涂擦疮面，每日2次（《本草纲目》）。

　　（3）白矾、朱砂各等份，研成细面，涂擦疮面，每日2次（《普济方》）。

　　（4）人中白、枯矾各等量，研成细面，涂擦疮面，每日2次（《本草纲目》）。

　　（5）五倍子细面，用1.5倍的猪脂调成膏，涂擦疮面，每日2次（《本草纲目》）。

（6）五倍子、明矾各等份，冰片少许。将明矾与五倍子捣碎成米粒大，用锅炒，待明矾变成枯矾（明矾先起泡、后干涸），取出制成细面，再加入冰片少许，研细搅匀，用时先用酒精擦过手指，用手指蘸药面涂擦疮面，擦去白膜，每日 2 次（《中国中医秘方大全》）。

（7）白及末 6 克，用乳汁调成糊，敷到双脚心上（《圣惠方》）。

（8）治疗小儿鹅口疮，《本草纲目》还推荐如下治疗方法：白矾（同朱砂，研末，敷在病灶上）；朴消（治小儿鹅口疮，用朴硝直涂疮面）；贝母（治鹅口疮，研成末，用蜜调成糊，涂疮面）；乳香（同没药、雄黄，制末，涂疮）；桂枝（治鹅口疮，研末，同姜汁调和，涂疮）；其他，如白及、燕脂、赤小豆等都有治疗小儿鹅口疮作用（白及，制末，牛乳调涂；燕脂，直涂疮面；赤小豆，研末，醋调，涂病灶）。

2. 西医疗法简介

（1）经常用消毒棉棒蘸醋，擦拭疮面。

（2）酮康唑（康特霜、里素劳）口服，每日每千克体重 3.3～6.6 毫克，1 次服下，10 日为 1 个疗程；同时外用霜剂或膏擦拭病灶。

3. 营养与饮食疗法

（1）宜高蛋白、高维生素饮食以增强抗病力，或口服维生素 A、维生素 B_2、烟酸、叶酸等。

（2）母亲的饮食必须清淡，多吃蔬菜，不宜吃热性食物。

4. 禁忌与注意事项

（1）母亲忌吃一切辣物，不吃鸡肉、羊肉、牛肉、狗肉。

（2）小儿的饮食用具要勤消毒。

三、小儿慢性腹泻

（一）疾病特点简介

　　小儿慢性腹泻主要表现为，腹泻时间长，数月或数年不愈，每天数次稀便，或者是水样大便，便中常常有尚未被完全消化的食物。经常是吃完奶（或食物）马上就泻，吃一点肉，大便次数就增加，食欲不好，面黄肌瘦，疲乏，脉搏缓慢而无力，四肢偏凉，精神不振，时重时轻。重时（或合并感染），大便时腹痛便急，或便中含有脓血。西医学对此病的发病原因仍然不太清晰；中医学认为，与脾胃虚弱和命门火衰有关。

（二）治疗

1. 历代自疗简便名方

　　（1）生姜5片，胡椒7粒，中等葱头3个，炉甘石6克，4种药混合捣成烂泥，敷在病儿肚脐上。不过3日便可见轻。

　　（2）淮山药5克，云茯苓5克，生鸡内金5克，罂粟壳3克，用水煮，去渣，取汁，分2次，当日服完（《中国中医秘方大全》）。

　　（3）艾叶、枯矾各9克，白胡椒7粒，捣碎，用白酒调成稀糊，敷在肚脐上（《本草纲目》）。

　　（4）木鳖子3克，丁香6克，麝香2克。以上3种药混合制成细末，用醋调成稀糊，敷在肚脐上，加盖敷料，包扎固定（《吴旻扶寿精方》）。

（5）蛇床子 12 克，艾叶 12 克，木鳖子 2 克。3 种药混合制成细末，用醋调成糊，敷肚脐，并且加盖敷料，包扎固定（《本草纲目》）。

（6）大蒜 20 克，捣成蒜泥，分别敷到双足心并黏固（《千金方》）。

（7）黄柏焙干 6 克，制成细末，每次 1 克，用米汤送服（《十全博救方》）。

（8）治疗小儿腹泻，《本草纲目》还推荐如下治疗方法：白术（治小儿久泄：同半夏、丁香，制末，水调，制丸，每次用量 1 克）；花椒（治疗小儿水泄，研成末，用醋调和，制丸吃，每次用量，1～2 克）；蓖麻子（麻仁 7 个、熟艾半两、硫磺 2 钱，研末，用棉布包裹，放在脐上，用熨斗熨之。切勿灼伤皮肤）；猪苓（同地龙、朱砂，葱汁，捣烂，敷到肚脐上）；巴豆（治小儿腹泻，贴足心）。

2. 非药物疗法

（1）针刺脾俞、肾俞、足三里、章门等穴。

（2）特别要避开潮湿和寒凉环境。

（3）手掌轻贴左下腹，向肋缘虚推，不要用力压皮肤，推到肋缘再向右侧推，每次做 20 分钟，每日 2 次。

3. 西医疗法简介

（1）洛哌丁胺：5 岁以上儿童每次服 2 毫克。

（2）柳氮磺吡啶，每日每千克体重 60 毫克，分 3 次口服。

（3）中度腹泻，加泼尼松，每日每千克体重 1.5 毫克，分 4 次口服。

4. 饮食与营养疗法

（1）增加营养，可以口服维生素类药，也可以从饮食中摄取。

（2）重点增加锌、镁及水的补充。

（3）有骨发育畸形，是缺钙与维生素 D，要及时足量补充。

5．禁忌与注意事项

（1）哺乳的妈妈不可吃寒凉类和辛辣食物。

（2）多带孩子到户外活动，避免孩子受寒凉。

四、小儿口腔炎

（一）疾病特点简介

　　小儿口腔炎可分为病毒感染与细菌感染两种，但细菌感染居多。两者有很多相似之处，细菌感染主要表现为口腔黏膜起水疱，水疱破后发生溃疡，在急性期有发热、拒食、流口水、颈淋巴结肿大，发生溃疡时，有疼痛、躁动和哭闹。病变可波及整个口腔，甚至唇部。

（二）治疗

1. 历代自疗简便名方

　　（1）角蒿（又叫羊角蒿）烧成灰，蘸菜子油，涂口腔病处，每日3次（《本草纲目》）。

　　（2）没食子（无食子）10份，冰片1份，研成细面，涂口腔溃疡面，每日3次（《本草纲目》）。

　　（3）五倍子，研成细面，用煮过的棉或白布，蘸药面，涂口腔溃疡面，每日3次（《简便方》）。

　　（4）生硫磺、生矾、硝石（火硝）各等量，混合研成细面，取药粉适量，用水和成面饼，敷在足心上（《本草纲目》）。

　　（5）鲜大青叶10克，鲜黄连6克，加水70毫升煎煮，煮剩40毫升时滗出药汁，每次服6毫升，每日2次（《千金方》）。

（6）生天南星（去尖去皮脐）12克，捣成药泥，分别敷到两足心上（《阎孝忠集效方》）。

（7）栗子100克，用水煮烂，制成栗子酱，每次加糖喂1匙（《普济方》）。

（8）天南星6克，密陀僧6克，2药混合，制成细末，用醋调成糊，用筷头醮药糊，点双眉心，每日3次。

2．非药物疗法

（1）哺喂母乳的儿童，母亲应吃清淡偏凉的食品。

（2）哺乳母亲日常生活中不要生气、发火。

（3）针刺少商、尺泽、大椎、合谷、曲池穴。

3．西医疗法简介

（1）如确诊为病毒感染，可用吗啉胍，每日每千克体重10克，分3次口服。

（2）细菌感染，可涂冰硼散或服磺胺等消炎药。

（3）每日用口腔消毒液漱口。

4．营养与饮食疗法

（1）口服维生素 B_1、维生素 B_2、维生素 B_{12}、维生素 C 及铁制剂。这些营养对口腔炎都有直接与间接治疗作用。

（2）小儿如能进食，多吃乳制品、豆汁、各种蛋类，多喝凉开水。

5．禁忌与注意事项

（1）哺乳母亲，忌吃一切带辣味的食物；少吃牛肉、羊肉、狗肉、鸡肉、鱼肉；不宜吃桃、杏、荔枝、桂圆等热性食物。

（2）避免生活环境过热。

第十二章

妇科常见疾病

一、月经不调

（一）疾病特点简介

　　月经过多是指行经的量明显增多，可发生在产后，人工流产、置节育环和结扎术之后；子宫肌瘤、子宫内膜异常也有出血问题。

（二）治疗

1. 历代自疗简便名方

　　（1）风轮草（断血流），每日50克（鲜草120克），加水适量，煮15分钟，滤出药水，当日分3次服，5日为1个疗程（《中国中医秘方大全》）。

　　（2）鲜地黄90克，榨地黄汁，当日分2次服完（《本草纲目》）。

　　（3）鸡冠花和子，晒干，制成细面，每次9克，每日2次（《本草纲目》）。

　　（4）侧柏叶研成细末，每次9克，用酒煮10分钟，一起服下，每日2次（《本草纲目》）。

　　（5）甜瓜子，研成细末，每次24克，用水送服，每日2次（《本草纲目》）。

　　（6）阿胶9克，用热水溶化后，一次服下，每日2次（《本草纲目》）。

　　（7）木耳炒黑，研成细面，每次24克，加头发灰6克，一起服下，每日2次（《本草纲目》）。

　　（8）治疗月经不调，《本草纲目》还推荐如下治疗方法：香附（是中医妇科很重要的药。与艾叶、水煎服，治气血，暖子宫；炒黑，制末吃，止血；用酒浸后，炒黄，制末吃，行经络；与人参、黄芪合用，补气；与当归煎服，补血）；川芎（破旧血，养新血，治妇女闭经无子，制末，吃用）；茺蔚子（调经，活血行气，水煎服）；玄胡索（治月经不调，同当归、橘红，制丸食）；柴胡（治妇女经水不调，制末服）；茅根（治月经不匀，淋沥，水煎服）；附子（通经，同当归，水煎服）；蓳茇（月经不调，同蒲黄，研末，制丸食）；薏苡根（通经，水煎，服用）；牛膝（治疗月经不调，同干漆、地黄汁，制丸食）；人参（治疗妇女血虚，经少，泡酒，天天饮用）；熟地黄（治月经不调，久而无子，同当归、黄连，研末，制丸食）；阿胶（妇女血枯，经水不调，无子，炒黄，研末，米酒送服）。以上诸药，煎剂用量 6 ~ 12 克；丸、散用量 3 ~ 6 克。

2. 非药物疗法

（1）脾虚与肾虚：针刺关元、气海、三阴交穴（以补为主）。

（2）寒湿凝滞，针刺气海、紫宫、三阴交（以补法为主）。

（3）血热，针刺气海、血海、三阴交（以泻法为主）。

3. 西医疗法简介

（1）氨甲环酸（止血环酸，凝血酸），口服，每次 0.25 克，每日 3 ~ 4 次；静脉滴注，每次 0.25 克，每日 2 次。

（2）垂体后叶素，主要用于产后出血，每次 5 ~ 10 单位，肌内注射。

（3）维生素 K_4 口服，每次 2 ~ 4 毫克，每日 2 ~ 3 次。

二、功能性闭经

（一）疾病特点简介

　　闭经原因很多，本文主要探讨下丘脑的功能失调引起的闭经。其属于常见的功能性闭经。由于下丘脑－垂体功能失调，导致3个月以上停经，被称为下丘脑的脑垂体功能失调性闭经。常由精神创伤引发，如情绪过度波动，环境较大的变化等因素，都可能诱发此病。其他因素如营养不良性疾病，消耗性疾病都可能引发闭经。

（二）治疗

1. 历代自疗简便名方

　　（1）生山楂30克，鸡内金（鸡胃内皮）6克，刘寄奴（六月霜）6克，加水用小火煮40分钟，滤出汁，早晚分2次（《中国中医秘方大全》）。

　　（2）生香附子研成末，每次6克，加水煮5分钟，药末与水一起服下。

　　（3）生香附、三棱、莪术各9克，加水小火煮40分钟，当日分2次服。

　　（4）香附末，用酒炒，每次6克，每日2次（《本草纲目》）。

　　（5）当归12克，红花6克，加水煎40分钟，饮药汁，每日2次（《本草纲目》）。

　　（6）丹参研细面，每次用温酒送服6克，每日2次（《本草纲目》）。

　　（7）川芎研细面，每次6克，用酒煮5分钟，药末与药汁一起饮服，每日2次（《本草纲目》）。

（8）生地黄细面，每次12克，用水煮5分钟，药末与药水同服，每日2次（《本草纲目》）。

2．非药物疗法

（1）找出发病的诱因，如因为生气、忧虑、惊恐等因素引起的，可通过自我心理调节，改变心理状态，或求助心理医生帮助解决心理问题；若是由于经常蹚河、淋雨、坐卧潮湿地方而引起的闭经，就要改变这些习惯。有资料报道，1/3的闭经是由精神内伤引起的。

（2）针灸：①气血虚。针刺膈俞、脾俞、肾俞、肝俞、关元、气海、足三里等穴。②气血瘀滞。针刺中级、血海、三阴交、合谷、太冲、丰隆等穴。

（3）如果是因寒引起的闭经，可以用逐寒意念法治疗，其做法如下。

在每天早晨5点以前醒来时，便在床上做功。全身一定放松，或躺或坐，姿势自选。关键是一定要守住小腹内，守3分钟，思想跑了再找回来，要守住。在这3分钟内，把呼吸调匀，把意识调到什么也不想的程度，一心做功，之后心想小腹内有一个红火球，缓缓地在小腹内，水平式地旋转，左旋转与右旋转交替进行。每天早晨做30～60分钟，最短60日，最长4个月，小腹会由凉变热。如果感到小腹整天温暖，病就好了。病好了就停止做功。

3．西医疗法简介

病因治疗：因为上节育环引发者，就把节育环取出来。如果因肿物引起的，就把它切除。因炎症引起的就用抗生素。

4．营养与饮食疗法

（1）长期营养不良，慢性消耗性疾病，或因身体需要营养而未能及时获得等因素，都可能使内分泌失调而导致闭经。因此，由于营养不良引起的闭经，一要调好胃肠，增加胃肠吸收功能。二要增加相关的饮食营养，如维生素A、维生素B_1、维生素C、维生素E、锌等，对此病的治疗都有一定辅助作用。可以直接口服这些药。也可以多吃鱼、肉、蛋、奶、蔬菜。

（2）因为寒病而引起的闭经，要吃温性食物，如鸡肉、狗肉、羊肉、牛肉、鱼肉、荔枝、扁豆、白面、早稻；也可以适当吃点辣味食物。

5. 禁忌与注意事项

（1）因寒发病。

①忌吃一切寒凉性饮食，如冰制品、冰箱藏品，不吃西瓜、鲜枣、梨、香蕉、黄瓜、芹菜等物。

②饭前不喝冷水，不吃冷饭，出汗后，不宜用冷水洗澡，不要蹚河，出汗后，衣服应换干爽的。

③出汗后，不可到大树下乘凉，不宜在对流风下停留；被冷雨淋湿及时换衣服，或喝点姜汤；夏天不宜坐草地，不要坐卧地面上。

（2）忌生气和忧愁。

三、更年期综合征

（一）疾病特点简介

　　妇女进入 46 岁之后，都陆续进入更年期，在停经的过程中，就会出现内分泌紊乱，并伴随产生一系列症候群，被叫作更年期综合征。月经开始紊乱，表现为月经过多，或过少，间隔过短，或过长。其他症状如多汗、心慌、失眠、眩晕、忧郁、易激动、急躁易怒、性欲减退、注意力不集中、健忘、皮肤瘙痒、皮肤弹力下降、乳房萎缩松弛等。

（二）治疗

1. 历代自疗简便名方

　　（1）如果有手心、足心热，怕热、烦躁、面红等症状，可用中成药六味地黄丸、杞菊地黄丸，中药如麦冬、天冬、石斛、百合、玉竹、白芍、黄精、芝麻、冬青、龟板、鳖甲等。可以单味用，也可以几味合用。

　　（2）若是怕冷，腰腿酸软，容易疲劳，喜卧，好出虚汗，心率不足 60 次等，可以用中成药金匮肾气丸，或用中药如蛤蚧、冬虫夏草、肉苁蓉、巴戟天、淫羊霍、菟丝子、杜仲、补骨脂、骨碎补等。可以单独用，也可以几味合用。

2. 非药物疗法

　　（1）增加体育锻炼，如每天早晚各散步 1 小时左右，或做其他等量运动。

（2）培养 1 ~ 2 种以上的娱乐爱好，并且天天活动。

（3）把工作安排得科学一点，既不断地工作，又不要过累。

（4）每天睡前做 30 分钟以上的室外散步，平心静气，心无杂念，脚步愈轻愈无声愈好，全身愈放松愈好。

3. 西医方法简介

（1）症状轻，不需要治疗，从生活、工作、娱乐、社交方面调整一下即可。

（2）有头痛，可以用止痛药；有失眠，也可以用助眠类药物，如地西泮，口服，每次 2.5 ~ 5 毫克。可以适当服谷维素，每日 30 ~ 40 毫克。

（3）激素疗法，应当在医生的指导下用药。

4. 营养与饮食疗法

（1）要供给足够量的蛋白质，补充相应的维生素和微量元素，如维生素 B_1、维生素 B_6、烟酸、钙、锌等。可以口服也可以从饮食中获得。

（2）有手心、足心发热、怕热、烦躁症状，可以多吃木耳、豆制品、小米、荞麦、小麦、鳖肉、鸭肉、兔肉等。

（3）有手脚发凉、怕冷、怕风、虚汗多、软弱等症状，应当多吃牛肉、羊肉、鸡肉、狗肉等。其次要多吃白面、早大米、玉米等。

5. 禁忌与注意事项

（1）在 46 岁以后，一旦发生一般所说的神经官能症，或自主神经功能紊乱，月经紊乱，首先要想到是女性更年期综合征，应到医院就诊。

（2）在此期间，必须调整好精神意识，要清心寡欲，淡泊名利。

四、外阴及阴道炎

（一）疾病特点简介

外阴及阴道炎，包括非特异性外阴炎，前庭大腺肿胀，滴虫病，真菌感染，细菌感染及老年性阴道炎。由于感染的微生物不同，症状也不完全相同。共同症状主要有，灼痛、痒痛，痛痒严重时，坐卧不宁，并有红肿热痛。滴虫病，白带多为黄色稀薄的泡沫状，有臭味；真菌感染，白带为白色或灰白色，呈稠厚的豆腐渣样。

（二）治疗

1. 历代自疗简便名方

（1）白垩（白土子）12克，白敛12克，加水用小火煮30分钟。滤出药汁，分2次当日服完。治细菌感染性阴道炎（《本草纲目》）。

（2）蛇床子150克，加水1000毫升，煮剩600毫升，用滤出的药汁洗病处，早晚各1次（《本草纲目》）。

（3）用盐炒黄豆装在干净的布袋里，热敷病处，早晚各1次。治细菌感染性阴道炎（《本草纲目》）。

（4）鲤鱼骨、桃仁各等量，放在香油中点燃熏病处，早晚各1次。用于治疗老年性阴道炎（《本草纲目》）。

（5）泽兰煮水，洗病处，每日1次。治细菌性阴道炎（《本草纲目》）。

（6）白鲜皮（八股牛）煮水，洗病处，每日1次，治真菌性阴道炎（《神农本草经》）。

（7）蛇床子6克，白矾12克，二药加水300毫升煎煮，煮剩150毫升时滗出药汁，用此药汁洗患处，每日2次，治妇人阴痒。

（8）鲜小蓟（刺儿菜）200克，加水1000毫升煎煮8分钟，滗出药汁。每天用此药汁洗患处，治妇女阴痒（《普济方》）。

2. 非药物疗法

（1）天天用中性洗涤液洗病处。

（2）每次小便，都要多坐（或蹲）一会儿。

3. 西医疗法简介

（1）非细菌性阴道炎，主要表现为病处黏膜及皮肤瘙痒、疼痛、灼热感，治疗可用洁尔阴洗液坐浴。

（2）前庭大腺脓肿，用青霉素治疗。青霉素G每次80万单位，肌内注射，每日2次。

（3）滴虫性阴道炎，可有尿频、尿急、尿痛及稀薄泡沫性白带增多。可用甲硝唑（灭滴灵）治疗。每次200毫克，每日2次，7日为1个疗程。

（4）真菌性阴道炎，多见于糖尿病、妊娠及长期用抗生素者。其他原因还有胖人穿瘦裤等，主要症状有，外阴瘙痒、烧灼痛等。可伴有尿频、尿急、尿痛、性交痛。治疗首先要消除诱因，同时用克霉唑栓或片剂，每晚1栓，连用7日为1个疗程。

（5）细菌感染，主要特点有分泌物增多，有腥臭味，可伴有轻度瘙痒和灼热感。治疗可用甲硝唑，每次服0.2~0.4克，每日3次，7日为1个疗程。

（6）老年性阴道炎，主要症状为外阴瘙痒，灼热感，分泌物稀薄，为淡黄色。治疗首选甲硝唑，每晚1栓（或片），7~10日为1个疗程。

4. 营养与饮食疗法

（1）补充维生素A，有防治此病作用，各种动物肝中含有较多的维生素 A。

（2）肌醇，对此病有辅助治疗作用。

5. 禁忌与注意事项

（1）养成性生活的良好卫生习惯。

（2）洗涤病处，要用中性或偏酸性洗涤用品。

（3）内衣常换，经常消毒，衣裤不要太紧。

五、乳痈（乳腺炎）

（一）疾病特点简介

　　乳腺炎多在分娩之后发生。主要症状为，乳房急剧肿胀、发红和疼痛，甚至破溃，伴有高热，系细菌感染所致。最初仅仅是乳汁不畅通，乳房红肿，或有肿块，有明显压痛，开始发热；继续发展下去，肿块增大、变硬、更红、跳痛和更明显的压痛，腋下淋巴结肿大，高热；如果仍得不到控制，就进入脓肿期，炎症集聚，内有脓汁，触摸有波动感，或自行破溃、脓液流出。

（二）治疗

1. 历代自疗简便名方

　　（1）全麦面粉250～500克，炒黄，用醋和成糊状，凉敷在病乳房上，包扎固定好。

　　（2）蒲公英500克，紫花地丁500克（都指新鲜的）混合捣烂，稍加食盐，加水250毫升，搅匀，敷在乳痈上。同时用鲜蒲公英与地丁各180克，加水500毫升煮10分钟，连水带菜一起服下，每日2次。不好吃可以加食盐与油，但是不可加辣味调料。主治尚未化脓阶段的乳痈（《震享》）。

　　（3）麦麸子磨面过罗煎熬成膏，《万表积善堂》称其为"乌龙膏"，治一切痈肿。对初发未溃者效果更好。愈是陈年小麦效果愈好（《万表积寿堂》）。

（4）柳树根皮，500～1000克，捣烂成膏。再用锅炒热。趁热（60～70℃）敷在痈上。乳痈"一夜即消"（《本草纲目》）。

（5）桦树皮，烧至外焦内黄时，研成细面，用酒每次送服30克，每日2次，溃烂者用（《沈存中灵苑方》）。

（6）新鲜龙舌草（卤地菊）、新鲜金银花各等份，捣成糊，再用小米饭米汤调和成糊，敷在乳痈上（《本草纲目》）。

（7）大黄、黄连各等份，加适量小米粥捣成糊，外敷（《本草纲目》）。

（8）治疗乳痈，《本草纲目》还推荐如下治疗方法：天花粉（治疗乳痈，制成末，酒送服）；白芷（治乳痈，与贝母等份，研成末，酒送服）；栝楼、忍冬（都有治疗乳痈作用，都用水煎法服用）；橘叶（治乳痈，制末，用酒送服）；蔓荆子（治乳痈，炒黄，制末，酒送服）；穿山甲（治痈，炮制后，研末食）；丹参（治乳痈，同白芷、芍药、猪脂、醋，熬膏涂）。以上诸药，煎剂用量6～15克；丸、散剂用量3～6克。食物用量，按食物算。

2. 非药物疗法

（1）哺乳期要禁止用病乳房喂孩子。

（2）奶汁要及时挤出，初期可用吸乳器吸出倒掉以改善血液循环。

3. 西医疗法简介

（1）青霉素480万～800万单位，每天分2次静脉滴注。

（2）同时服解毒与化毒类中成药。

（3）抗菌药。如阿莫西林，每次1克，每日4次，口服。

（4）静脉滴注维生素C，每日1次。

4. 营养与饮食疗法

（1）一切饮食都必须是偏寒凉之类，如小米、荞麦、菠菜、芹菜、木耳、茄子、豆制品、绿豆、猪肉、兔肉、鸭肉等。绿豆与生大豆，本身就有治痛的作用。

（2）对于久不收口者，更应加强营养。

（3）维生素 B_5、维生素 C、维生素 E、胱氨酸等营养都有直接或间接的抗炎作用。

5. 禁忌与注意事项

（1）忌吃一切辛辣的食物和热性食物，如牛肉、羊肉、鸡肉、狗肉、鱼肉、桃、杏、荔枝及烧烤和油炸食物。

（2）不要挤压。

（3）大便必须保持偏稀，必要时可以服泻药。

六、奶水不足或无奶水

（一）疾病特点简介

在产后，如果奶汁很少，或者根本无奶，多在产后2天或2周之间发生。在正常情况下，12小时以内就应当有奶汁分泌。无奶或缺奶的主要原因有：乳腺发育不良，内分泌失调，产妇体质不好，营养不良，精神受刺激，等等。

（二）治疗

1. 历代自疗简便名方

（1）喝赤小豆粥。

（2）母猪蹄150克，通草5克，放在一起炖熟烂，喝汤吃肉，一日吃完（《本草纲目》）。

（3）牛鼻子每次50～100克，熬肉汤，吃肉喝汤（《本草纲目》）。

（4）王不留行研成细粉，每次9克，用温酒送下，每日2～3次（《本草纲目》）。

（5）鲤鱼烧成焦炭，研成细面，每次服9克，每日2次（《本草纲目》）。

（6）治疗产后无乳及缺乳，《本草纲目》还推荐如下疗法：羊肉（治无乳与少乳，羊肉作羹食）；鹿肉（治无乳与缺乳，作羹食）；鼠肉（治无乳或少乳，作羹食）；鲍鱼汁（同大麻子仁、葱豉，煮羹食）；虾（煮汁食）；贝母（同知母15克、牡蛎粉15克，猪蹄一只，煮汤食）；石钟乳粉（治乳痈，水煎服。每次用量，9～15克）。

2. **非药物疗法**

（1）补气通乳法，针刺膻中、乳根、脾俞、足三里、少泽等穴，用提插捻转法补泻兼用。

（2）舒肝下奶法，针刺膻中、乳根、少泽、内关、太冲等穴，用捻转泻法。

（3）直接轻缓地揉乳房，每次20分钟。

（4）充足休息，调好精神状态。

3. **营养与饮食疗法**

（1）宜高蛋白、高维生素、高锌、铁饮食。

（2）因生气引起的停奶，可用小麦米煮粥（用甘草浸出的水），再加十几个大枣。

（3）鲤鱼、鲫鱼、鲍鱼等都有催奶作用

4. **禁忌与注意事项**

（1）保持精神愉快，哺乳期绝不可生气。

（2）有全身怕热，手心、足心热等现象，一般不得吃辣味食品。

七、痛经

（一）疾病特点简介

痛经是指在月经期间出现的腹痛、坠胀、腰酸或其他不适，以至于影响生活与工作，并需要医治。痛经，可分为原发性与继发性两种。从自疗角度，我们主要介绍原发性痛经的治疗。

痛经的主要特征有：腹痛大约从月经一开始就发生了，一般持续 2～3 日可自行消失。较重者，可伴有恶心、呕吐及出虚汗。

（二）治疗

1. 历代自疗简便名方

（1）当归、熟地黄各等量，研为细末，用熬熟的热蜂蜜，把药面调和成软面状，再做成龙眼核大的蜜丸，每次 1 丸，每日 2 次（《本草纲目》）。

（2）把丹参晒干，研成细面，用熟热蜜做成龙眼核大的蜜丸，每次 1 丸，每日 2 次，用温酒服下（《本草纲目》）。

（3）治疗妇女因受寒引起的痛经，把白芍研成细面，每次 9 克，加酒 60 毫升，煮沸 3 分钟，酒与药同服，每日 2 次（《本草纲目》）。

（4）蒲黄，研成细面，每次 6 克，用酒服下，每日 2 次（《本草纲目》）。

（5）凤仙花，研成细面，每次 6 克，用米酒送服，每日 2 次（《本草纲目》）。

（6）山楂（去核）25 克，向日葵子仁 12 克，混合研成细面，用酒服下，每日 2 次（《中国中医秘方大全》）。

（7）治疗痛经，《本草纲目》还推荐如下治疗方法：玄胡索（治疗妇女经期下腹气痛，同当归、橘红，研末，制丸食）；荔枝核（治痛经，同香附，研末，食用）；硇砂（治月水不通，腹刺痛，同皂角、橘皮，研末，制丸食。皂角有小毒，一次用量 1 克；硇砂有毒，一次用量 1 ~ 2 克）。以上诸药，丸、散剂用量 3 ~ 6 克。有毒药例外。

2. 非药物疗法

（1）血瘀气滞型：针刺气海、合谷、三阴交、太冲穴（以泻法为主）。

（2）寒湿凝滞型：针刺中极、水道、命门、阴陵泉穴（以补为主）。

（3）气血亏虚型：针刺气海、肾俞、关元、足三里穴（以补为主）。

（4）调节好精神状态，加强身体锻炼。

3. 西医疗法简介

（1）镇痛解痉，①阿托品，0.5 毫克，肌内注射。②氟灭酸，0.2 克，口服，每日 3 次。

（2）性激素治疗，用黄体酮 10 毫克，每晚 1 次服下，共服 5 日，于经净后第 5 日开始服药。

（3）妇康片，从经净后第 5 天开始服药，每日 1 片，连服 22 日。下一疗程，仍然从经净后第 5 天开始服药。

4. 营养与饮食疗法

（1）对于体质虚弱者，需要从饮食中补充营养。

（2）如果感到寒气盛，可以多吃鸡肉、狗肉、牛肉、羊肉。

5. 禁忌与注意事项

（1）经期应注意卫生与保暖，月经期间不要蹚河，不要洗凉水澡，不要被雨淋着，不要过劳，不可吃冰制品，不可吃冰箱藏品。临产期特别避免着凉。

（2）避免精神受刺激。

图 1 头面颈部

图2 胸膺胁腹部

图 3　十四经腧穴主治分布

手太阴经
手厥阴经
手少阴经

极泉

天泉
天府
侠白

肘臂内侧病

青灵

尺泽
曲泽
少海

孔最

郄门

手太阴经：胸、肺、咽喉病
手厥阴经：胸、心、胃、神志病
手少阴经：胸、心、神志病

间使

列缺
经渠
太渊

内关

灵道
通里
阴郄
神门

鱼际

大陵

少府

少商

劳宫

神志、发热病、昏迷急救

少冲

中冲

图 4　上肢内侧部

手太阳经

手少阳经

手阳明经

肩贞

肩髎 肩髃

臑会

臑俞

臂臑

清泠

五里

清冷渊

天井 肘髎 曲池

小海

三里
上廉
下廉

四渎

三阳络 温溜

支正

会宗 支沟 偏历

外关

养老 阳溪

阳谷 阳池

腕骨 合谷

后溪 中渚 三间

前谷 液门 二间

少泽 关冲 商阳

肩臂肘外侧病

手阳明经：前头、眼、鼻、口、齿、咽喉、发热病
手少阳经：侧头、耳、眼、咽喉、胁肋、发热病
手太阳经：后头、耳、眼、肩胛、神志病

咽喉、发热病；急救

图 5　上肢外侧部

足阳明经
髀关
伏兔
阴市
梁丘
犊鼻
足三里
上巨虚
丰隆
条口
下巨虚
解溪
冲阳
陷谷
内庭
厉兑

腿膝部病

胃肠病

前头、口齿、咽喉、胃肠、神志、发热病

图 6　上肢前面部

足太阴经
足厥阴经
足少阴经

阴廉
足五里

箕门

阴包

血海
曲泉
阴谷
阴陵泉
膝关

地机
中都
漏谷
蠡沟
筑宾
三阴交
交信
复溜
太溪
涌泉
中封
商丘
大钟
太冲
照海
水泉
行间
大敦
然谷
隐白
大都
太白
公孙

经带、小溲、前阴病

足太阴经：经带、
小溲、脾胃病

足厥阴经：经带、
小溲、前阴病

足少阴经：经带、小溲病

足太阴经：脾胃、
经带病

足厥阴经：肝病、前阴病

足少阴经：肾病、肺病、
咽喉病

图7 下肢内侧部

足少阳经

环跳

风市

中渎

膝阳关

阳陵泉

腰尻、膝股关节病

阳交 外丘

光明

阳辅

绝骨

丘墟

地五会

足临泣

侠溪

足窍阴

胸肋、颈项、眼、
侧头部病

侧头、眼、耳、
胁肋、发热病

图8 下肢外侧部